# 中医药文化·修德养身

王诗源　尹永田　编著



山东大学出版社
SHANDONG UNIVERSITY PRESS
·济南·

**图书在版编目（CIP）数据**

中医药文化·修德养身/王诗源，尹永田编著. —
济南：山东大学出版社，2021.12
ISBN 978-7-5607-6832-8

Ⅰ. ①中… Ⅱ. ①王… ②尹… Ⅲ. ①中国医药学-
文化-普及读物 Ⅳ. ①R2-05

中国版本图书馆 CIP 数据核字（2021）第 268855 号

策划编辑　徐　翔
责任编辑　蔡梦阳
封面设计　张　荔

---

出版发行　山东大学出版社
社　　址　山东省济南市山大南路 20 号
邮政编码　250100
发行热线　（0531）88363008
经　　销　新华书店
印　　刷　济南华林彩印有限公司
规　　格　787 毫米×1092 毫米　1/16
　　　　　8.5 印张　114 千字
版　　次　2021 年 12 月第 1 版
印　　次　2021 年 12 月第 1 次印刷
定　　价　58.00 元

---

# 前　言

立德修身是我们永恒的精神追求和目标，道德修养不仅可以提升个人的价值，升华内在的品格，更有益于我们的身心健康。我国古代哲学家、思想家和医家在养生方面都强调修德养身，重视道德修养，严于律己，宽厚仁慈，助人为乐。追求高尚的思想境界，会让情绪保持愉悦平和，使人豁达乐观，淡泊宁静，泰然处世，使身体机能也条畅通达，从而实现人体身心和谐，人与自然和社会和谐，体现了中医“整体观念”和“治未病”的预防观念，也符合我们的时代要求和健康生活理念。

本书旨在发掘中华优秀传统文化在健康教育、养生健体和品德修养中的优势和力量，对传统文化进行创造性转化、创新性发展，是探索新时代道德修养教育规律，实践新时代思想意识形态建设的重要尝试。

本书包括“修德养身”（上篇）和“本草文化”（下篇）两篇内容。其中，上篇包含俭以养德、廉洁守德、匡正扶德、志趣建德、益友益德、怀仁厚德、齐家育德七个修德专题的内容，每个修德专题都收集了多个该主题的典故，并就每个典故所含的中医名词、中药功效、中医文化等进行了介绍，让读者从典故中接受道德的洗礼，汲取修身的智慧，在潜移默化中受到启迪和教诲，同时也能了解和学习中医药健康知识。下篇主要介绍了郁金、荔枝、棕榈、枇杷、琥珀、地黄、茯苓、蝉蜕、灵芝、吴茱萸、朱砂、珍珠、桑、生姜、紫苏十五种中药本草的中华传统文化内涵，将中华文明承载和蕴含的世界观、人生观、价值观、审美观等文化基因，传递和映衬在中医药文化的传播中。

本书创新性地从中华传统文化中提炼撷取了道德元素内容，从社会、历史、民俗等多个角度，潜移默化地宣传了新时代道德修养对身心健康的重要性。道德教育是思想意识形态建设的重要内容，将道德教育蕴于中医药传统文化建设，是思想意识形态建设的创新形式。本书就是在新的形势下，立足新时代思政教育的实践要求，从中医药文化中推陈出新、古为今用。

本书插图丰富，融知识性、实践性、故事性和趣味性为一体，能让读者在对中医药文化进行全方位解读和了解的同时，进一步增强对中医药文化的热爱，让读者在学习领悟中医精髓和思想的过程中，感受中华传统文化的博大精深，树立良好的生命道德观和人与自然和谐的健康观；同时，在阅读本书的过程中，增强中国特色社会主义道路自信、理论自信、制度自信、文化自信，使本书真正成为思政教育入心入脑的载体。

本书的手绘插图由山东中医药大学的刘帼豪绘制，植物图片为李颖、步瑞兰两位老师的摄影作品。由于时间仓促及笔者水平有限，书中难免有许多不足之处，敬请各位读者批评指正，多多给予指导。

作 者

2021 年 7 月

# 目　录

# 上篇

## 修德养身

余闻上古之人，春秋皆度百岁，而动作不衰；今时之人，年半百而动作皆衰者，时世异耶？人将失之耶？

岐伯对曰：上古之人，其知道者，法于阴阳，和于术数，食饮有节，起居有常，不妄作劳，故能形与神俱，而尽终其天年，度百岁乃去。今时之人不然也，以酒为浆，以妄为常，醉以入房，以欲竭其精，以耗散其真，不知持满，不时御神，务快其心，逆于生乐，起居无节，故半百而衰也。

夫上古圣人之教下也，皆谓之虚邪贼风，避之有时，恬淡虚无，真气从之，精神内守，病安从来。是以志闲而少欲，心安而不惧，形劳而不倦，气从以顺，各从其欲，皆得所愿。故美其食，任其服，乐其俗，高下不相慕，其民故曰朴。

是以嗜欲不能劳其目，淫邪不能惑其心，愚智贤不肖，不惧于物，故合于道。所以能年皆度百岁而动作不衰者，以其德全不危也。

——节选自《黄帝内经·素问·上古天真论》

《黄帝内经》是第一部冠以华夏儿女先祖“黄帝”之名的传世巨著，同时也是中华传统医药学现存最早的一部理论经典。《黄帝内经》以中国古代唯物的哲学思想——阴阳和五行学说为理论基础，将人看作整个物质世界的一部分，把人与自然紧密地联系在一起。《黄帝内经》作为中国传统文化的经典之作，不仅仅是一部经典的中医名著，更是一部博大精深的文化巨著，它以生命为中心，从宏观角度论述了天、地、人之间的相互联系，讨论和分析了医学科学最基本的命题——生命规律，并创建了相应的理论体系和防治疾病的原则、技术，包含哲学、政治、天文等多个学科的丰富知识，是一部围绕生命问题而展开的百科全书。《素问·上古天真论》为《黄帝内经·素问》第一卷第一篇，该篇记载了黄帝和医官岐伯探讨如何能够实现健康与长寿的对话。

上述引文的大意是：上古时候的人，年龄都能超过百岁，且能健康不显衰老；而现今的人，五十岁就行动衰弱了，是由于时代改变了呢，还是因为当今的人们不知道如何保养呢？

岐伯回答说：上古圣人遵循天地自然规律，顺从阴阳节律，顺应客观环境，饮食有节制，作息有规律，不过度心劳、体劳和房劳，所以精神和形体协调统一，便能活到天赋的自然年龄，乃至超过百岁才离开人世；现今人们不再是这样了，而是把酒当水滥饮，将过度没有节制的生活作为习惯，竭尽自己身体的阴精和真气，不懂得保持精气的充盈，不善于驾驭精神的状态，只求一时的痛快，而悖逆生命的安乐，起居作息无规律，所以到半百之年就衰老了。

古代深谙天地养生之道的人告诫后世，要躲避外界各种致病因素，神志宁静淡泊，排除杂念妄想，这样才能真气顺畅、精神安宁，疾病就不会发生。气定神闲，克制欲望，情绪安定而没有焦虑、恐惧，适当劳作而不使身体过度疲倦，真气因而调顺，各人都能听从心灵而实现自己的夙愿。无论吃什么食物都觉得美味，无论穿什么衣服也都感到满意，享受自己所处地域的习俗风尚，不艳羡别人优于自己的生活，这种生活就是质朴无华。

因此，任何嗜好欲望都不能迷乱自己的双眼，任何过度欲求都不能迷惑自己的心志。无论愚笨还是聪明，无论能力强弱，都不因外界事物而焦虑、恐惧，这就能符合养生之道了。

上古圣人能够年龄超过百岁而动作不显得衰老，正是由于他们“德全不危”，即品德高尚周全。

《黄帝内经·素问·上古天真论》里这段关于养生的经典论述，充分地诠释了修养品德与形体健康之间的关系，克制过度的欲望，摒弃不良的嗜好，随遇而安，不攀比，不羡慕浮华，不自怨自艾，不因外界诱惑而失去本心，不患得患失而焦虑、恐惧等，都影响着人的生活习惯、生活态度。也就是说，品德修养决定着一个人对待生命、生活的方法和态度，而这与人体的健康息息相关。这就是《黄帝内经》揭示的真理——养生要重德。

在中医药的养生文化中，很多医学家都将修德养身作为养生延年的首要原则。晋代医家葛洪在其著作《抱朴子》中指出，要想长寿，“当以忠孝、和顺、仁信为本。若德行不修，而但务方术，皆不得长生也”，即必须要坚持忠诚、孝顺、平和、仁义、诚信的根本，如果不修炼自己的德行，单纯地追求养生的技术方法，是不能达到长寿延年的目的的。唐代医家孙思邈在其著作《千金要方》中说："故养性者，不但饵药餐霞，其在兼于百行，百行周备，虽绝药饵足以遐年。德行不充，纵服玉液金丹未能延寿。"意思是说，养生在于德行。德行兼备，即使不吃药也可以长寿；德行不足，即使服玉液金丹也不能延寿。厚德载物，万物尊道而贵德，只有重视道德，才能养足自身的"精、气、神"，而不是去依赖美味珍馐、药物补品等来实现健康长寿的目的。孙思邈在其著作《千金翼方》中也写道："凡人不终眉寿或致夭殁者，皆由不自爱惜，竭情尽意，邀射名利，聚毒攻神，内伤骨髓，外败筋肉，血气将亡。"这段话也犀利地指出：不修身，不立德，恣意妄为，沽名钓誉，最终会导致精神、身体受到巨大的创伤。明代医家、养生家王文禄在其著作《医先》中提出"养德，养生，无二术"，即修养道德和保养身体没有不同，是完全一致的。明代医家高濂在养生专著《遵生八笺》里说："君子心悟躬行，则养德养生兼得之矣。"明代名医张景岳也主张"欲寿，惟其乐；欲乐，莫过于善"。

不仅医家将道德作为养生要务，很多思想家、哲学家同样也认为道德和生命之间存在内在联系。老子的《道德经》中记载"道生之，德畜之"，意思是天地自然生成万事万物，而万事万物要依靠道德的滋养；《中庸》里也讲了同样的道理，"大德必得其位，必得其禄，必得其名，必得其寿"，即有崇高品德的人才能得到与其德行相配的社会地位、俸禄、名誉和长久的寿命。《礼记・大学》里讲"富润屋，德润身"，意思是财富可以修饰房屋，而道德可以润泽身心，而让身体安泰。《论语・雍也》也指出"知者乐，仁者寿"，意思是智慧的人能看透问题而愉悦快乐，而仁慈宽厚的人有道德、有涵养，便能寿命长久。明朝文学家、思想家吕坤在其著作《呻吟语》中说"仁者寿，生理完也"，也是说具有仁德之人，往往对人生的道理看得清楚，因而便能长寿。

历代医家、思想家、哲学家们都指出了品行道德与身心健康之间的重要关系。真正的养生保健，就是要塑造自己的品德、提高自身的涵养，从而滋润身心、延年益寿。心理精神因素对人的健康有着极其重要的作用。俗语说“赠人玫瑰，手有余香”，高尚的道德不仅对他人、社会等是一种积极有利的因素，对自己来说也是一种积极的力量。有高尚道德的人才能通情达理，怀有仁爱怜悯之心，而这种仁爱怜悯之心是一种非常有益的心理状态。现代医学研究也揭示，大量的疾病都是由精神失调和心理失衡导致的，心理压抑越来越成为威胁健康最严重的问题。而仁爱之心则可以向身体的生理机制反馈良性影响，延缓身体各系统、器官的衰老，从而有益于人的健康。因此，与人为善，也是善待和厚待自己，正如唐代名医孙思邈在《千金要方·养性·养性序第一》中所说：“性既自善，内外百病皆悉不生，祸乱灾害亦无由作，此养性之大经也。”因此，真正的保健养生就是修炼道德，修德养身才是厚基础、大格局的养生方法。

## 一、俭以养德

俭，德之共也；侈，恶之大也。（《左传·庄公二十四年》）

【释义】节俭，是德行中的大德；奢侈，是邪恶中的大恶。

在古人看来，节俭关乎修身、齐家、治国、平天下，历史上很多有杰出成就的人都以节俭为本。范仲淹文韬武略，但无论是在朝从政还是出帅戍边，始终“以清苦俭约著于世”；政治家、文学家司马光也自述“平生衣取蔽寒，食取充腹”“众人皆以奢靡为荣，吾心独以俭素为美”；南宋理学家朱熹曾任漳州知府、浙东巡抚等职，却仍“家故贫，箪瓢屡空”，曾作诗“莫谓此中滋味薄，前村还有未炊时”，表达自己安贫乐道、崇尚简朴的心境。节俭不仅是君子自身修养的重要内容，也是重要的家风家规，如南北朝颜之推创作的《颜氏家训》主张“俭者，省约为礼之谓也；吝者，穷急不恤之谓也”；清代朱柏庐《朱子家训》记述“一粥一饭，当思来处不易；半丝半缕，恒念物力维艰”；南宋倪思的家训为“俭则足用，俭则寡求。俭则可以成家，俭则可以立身，俭则可以传子孙”；陆游的《放翁家训》记述“天下之事，常成于困约，而败于奢靡”；而司马光给其子司马康所写的《训俭示康》同样也是教导子孙要崇尚节俭，指出“俭能立名，侈必自败”。这些名人志士都力求告诫子孙，勤俭清苦会令人奋发图强，而奢侈糜烂则会招致失败。不仅是个人，家庭和国家也同样要秉承勤俭的训诫，“历览前贤国与家，成由勤俭破由奢”，一个国家和民族若失了勤俭，沉溺于奢靡享受，自然就丧失了务实、开拓、变革的奋进精神。北宋时的奸臣蔡京父子游说宋徽宗：“人主当以四海为家，太平为娱；岁月几何，何必自苦”，怂恿宋徽宗人生苦短，要及时享乐。结果正所谓“侈心一萌，邪道并进”，宋徽宗纵情享乐，最终导致了靖康之耻，丢了半壁江山，这正如《晋书·傅玄传》所述，“奢侈之费，甚于天灾”。

勤俭节约、艰苦朴素是我们中华民族的重要传统美德和宝贵的精神财富。中国共产党人继承了勤俭节约、艰苦朴素的优良传统，将勤俭节约的精神深植于革命奋斗的实践中。如今，经济社会快速发展，国力昌盛，人民生活水平逐步提高，但仍要坚守、坚持和传承勤俭节约这个传家宝。党员干部作为表率，更应从自身做起，从点滴做起，戒奢从俭，俭以养廉，时时处处绷紧艰苦奋斗、勤俭节约的思想之弦，继续弘扬艰苦奋斗、勤俭节约的优秀传统，让厉行节约、反对铺张浪费的风尚继续引领我们创造更加幸福的生活。

## ▶ 故事一

### 身无长物

南朝刘义庆《世说新语·德行》中记载，东晋大臣王恭官至前将军，青、兖二州刺史，还是晋孝武帝皇后之兄，他为人刚直不阿，不畏权势，直言进谏，当时很受孝武帝器重。而王恭虽居高位，却非常勤俭，家里从来不存钱财布帛，唯存书籍而已。王恭曾经在盛产竹子的会稽任职，期满后回到建康故居，他的族叔王忱来看

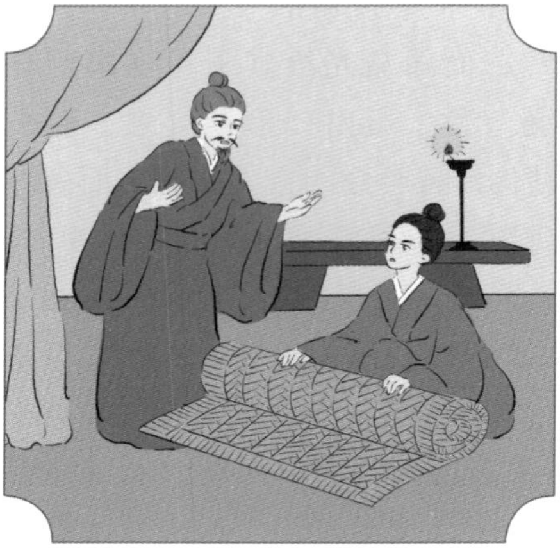

望他，看他坐在一方竹席上，心想王恭从会稽回来，肯定带了很多竹席，便向他讨要。王恭便把这个竹席给了王忱，后来王忱又来到王恭家里时，发现他坐在一张草席上，便问道："会稽盛产竹席，我上次以为你从那里来，肯定会带回来很多竹席，所以才向你讨要了一张，难道你只带回来了一张竹席吗？"王恭说："丈人不悉恭，恭作人无长物。"意思是说："您不了解我，我平生从来不存多余的东西。"后世就用"身无长物"比喻节俭朴素。白居易有诗云"眼前无长物，窗下有清风"，也是取此典故，以示勤俭清廉。

## ▶ 故事二

### 安车蒲轮

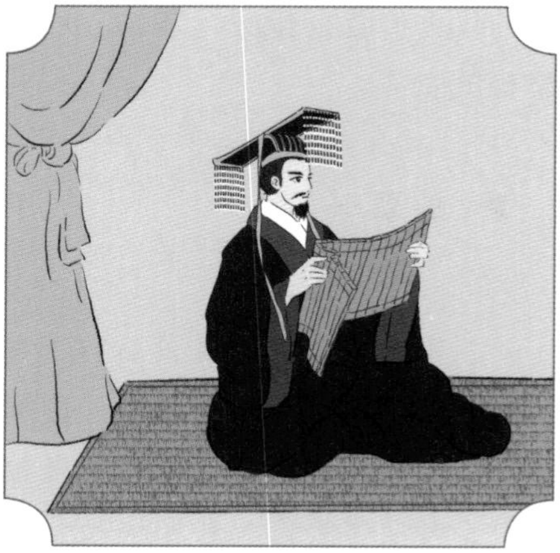

传说中的上古贤人蒲衣子，因常年穿一件蒲草编的粗服而得名，帝尧闻其贤，特登山造访，拜他为师，演绎出一段"尧王访贤"的佳话。《汉书·东方朔传》中描述孝文皇帝"莞蒲为席，兵木无刃，衣绨无文"，皇帝贵为天子，富有四海却只以蒲草为席，说明他生活简朴，注意民生。上行下效，所以才成就文景之治。

《汉书·武帝纪》中记载“遣使者安车蒲轮，束帛加璧，征鲁申公”，即汉时征召有名望的贤士，常特意用蒲草包裹车轮，减少震动，以表示对贤士的尊重和关爱，后来就用“安车蒲轮”来表达礼贤下士的态度。在历史文化中，柔韧芬芳的香蒲茎叶编织出来的物品表达的是一种朴素节俭和积极进取的精神。

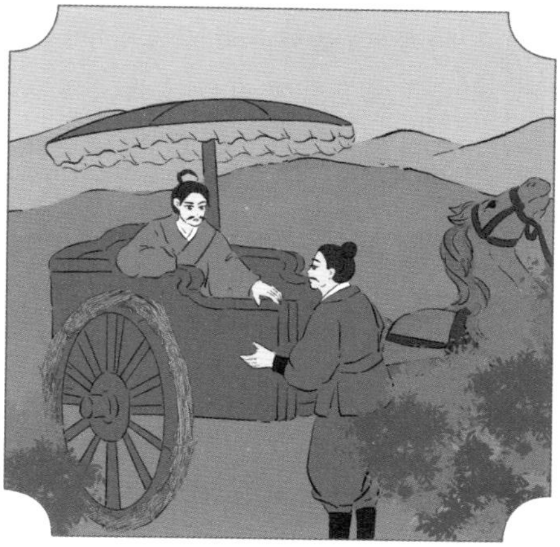

前面故事里提到的竹席、蒲席，在农耕为主的古代社会，与丝绸、布帛相比，它们价廉耐用，经济实惠。不过，在当今社会，这种天然植物编制的席子已经不再是人们为了节俭而不得不选用的东西，而已然成为一种别具特色且具有保健功效的日用品。竹席里的竹纤维吸湿性和透气性都很好，夏天用清凉干爽，冬天和春天用也能去除体内多余的热量和湿气。

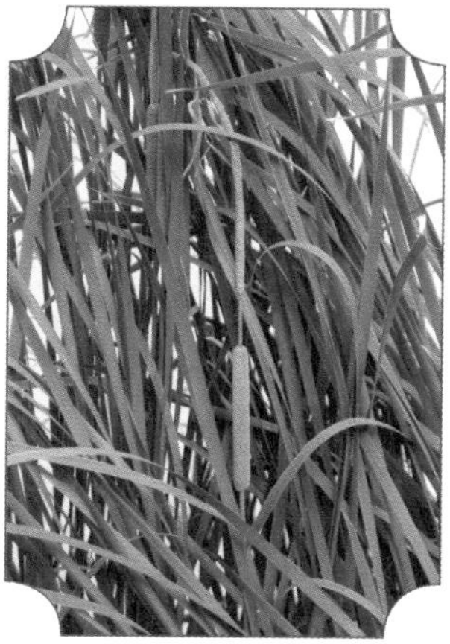

而蒲席是用蒲草的茎叶编织而成，在夏日的水边沼泽中，经常可以看见蒲草。蒲草是一丛丛从水中挺拔而出的绿色茎叶，中间长出来一根棕黄色像烤肠一样的蒲棒的植物，也叫香蒲。蒲席具有透气、吸汗和保暖等优点。而且香蒲散发出来的气味可以助眠，还可以有效驱赶蚊虫。相比于有一定硬度的竹席，蒲席非常柔软坚韧。关于蒲草的柔软，还有一个典故：《后汉书·刘宽传》中记载，东汉时期宗室名臣刘宽宽厚仁义，属下官吏有了过错，不以木杖责罚，只以蒲草制成的蒲鞭轻罚，仅示耻辱而已。后来，“蒲鞭之罚”便用来指代仁政。

## ▶ 故事三

### 不堪食蛤

“成由勤俭败由奢”，宋朝在位时间最长的皇帝宋仁宗在位四十二年，是中国历史上屈指可数的崇尚节俭的好皇帝，他克制私欲，仁慈爱民，不恣意妄为。仁宗时代国力强盛，经济文化取得了辉煌的成就，历史学家把仁宗在位及亲政治理国家的时期称为“仁宗盛治”，他本人则被誉为“守成贤主”。宋仁宗驾崩后，举国哀痛。辽道宗耶律洪基为他建立衣冠冢，以寄托哀思。而之后的辽国历代皇帝像是看待祖宗陵墓一样看待宋仁宗的衣冠冢。北宋陈师道《后山谈丛》就记载了宋仁宗节俭克欲的品行。一次，宋仁宗用膳时看到有蛤蜊，在当时交通不发达的情况下，蛤蜊经过长途跋涉从海边保鲜运到汴京（今河南开封）费用极高，应该不次于唐朝“山顶千门次第开”运送荔枝的耗费。宋仁宗便问蛤蜊的价格，官人回答一个要价一千钱。宋仁宗立刻数了数蛤蜊，共二十八个，便非常生气地说道：“我常戒尔辈为侈靡，今一下箸费二十八千，吾不堪也。”这句话的意思是：平常我总是告诫你们不

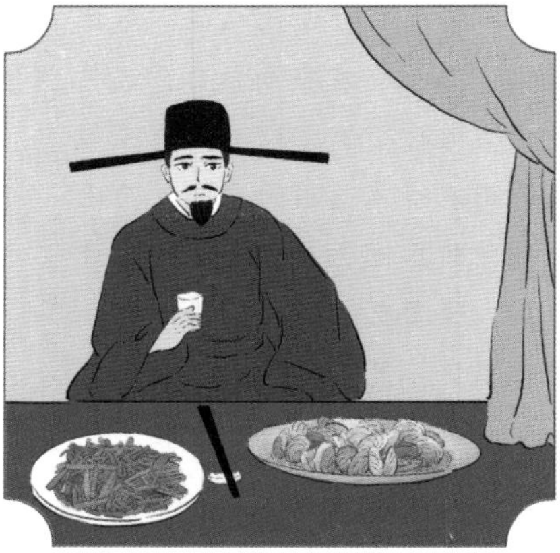

要奢侈浪费，现在一盘蛤蜊，一筷子下去就要花费二十八千钱，我怎么忍心吃下去？”

蛤蜊肉含有非常丰富的氨基酸、矿物质、维生素、脂肪、蛋白质、牛磺酸等营养物质。蛤蜊肉性寒，可滋阴润燥、清热利湿，对阴虚内热所引起的面红耳赤、小便黄赤、口渴喜饮等症状有缓解作用，还可清膀胱之湿热。蛤蜊肉所含的牛磺酸可促进胆汁合成，帮助机体胆固醇代谢，胆固醇高者可适当食用。蛤蜊壳也是一种中药，具有清热化痰、软坚散结、制酸止痛的作用，用于痰火咳嗽、胸胁痛、痰中带血、瘰疬瘿瘤、胃痛泛酸等症。

## ▶ 故事四

### 夜不食羊

南宋施德操所撰的史料笔记《北窗炙輠录》也记载了类似的事情。一天早朝，大臣看见宋仁宗看起来不太舒服，便询问他原因，仁宗笑着说：“昨晚批阅奏折，感觉有些饿，突然很想吃羊肉，但是估计御膳房没有准备，便忍住没吃，现在肚子有些不舒服。”大臣们惊问：“您贵为皇帝，想吃个羊肉怎么还要忍着呢？”仁宗说：“上念祖宗之法度，下虑子孙之多杀，故宁废食！”这句话的意思是：祖宗的规矩里从来没有晚上做羊肉的先例，现在我如果偶然在晚上吃了羊肉，开了个先端，不但不合祖制，后世的子孙也会效仿，而且以后宫里岂不是每夜都会破费杀

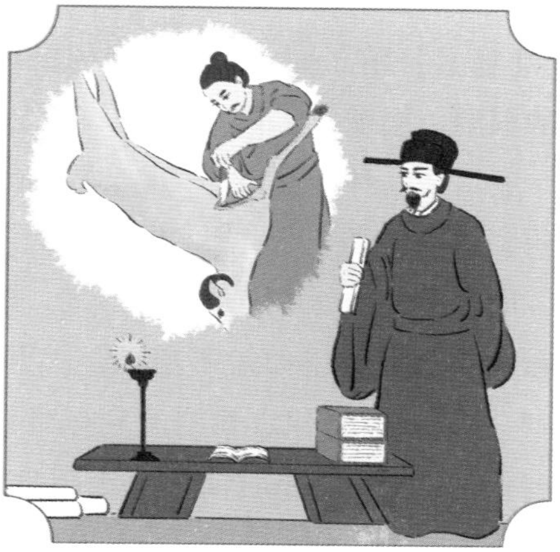

羊给我预备了？所以我宁愿忍住这个念头不吃了。

羊肉营养丰富，富含蛋白质及镁、钾、磷等多种人体必需元素。此外，羊肉还具有药用价值，羊肉味甘，为大热食物，可起到温养脾肾、扶正阳气的作用，对畏寒肢冷、虚寒哮喘、肾亏阳痿、腹部冷痛、体寒怕冷等症都有改善作用；羊肉还有益血、补肝、明目的功效，对于体弱贫血、产后贫血、夜盲、腰膝酸软等气血亏虚的病证，适当食用可起到一定补益作用。不过，热病、传染病、皮肤病患者不宜食用羊肉，因羊肉性热，属于发物，可能加重病情。

## 二、廉洁守德

“廉者，政之本也，民之惠也；贪者，政之腐也，民之贼也。”（《晏子春秋·内篇》）

【释义】清正廉洁是政权稳固的根基，能惠及百姓；贪婪腐败是政权衰败的根源，会殃及人民。

廉洁是一种高尚自律的道德品质，更是为官从政者的首要品质。《楚辞章句》中将“廉洁”注释为“不受为廉，不污为洁”。《吕氏春秋》中指出，廉就是“临大利而不易其义”，即在面对具有诱惑力的利益时，也不违反和改变道义。正如孟子所云：“万钟则不辩礼义而受之，万钟于我何加焉？”意思是，如果不辨财富利禄是否合乎礼义就接受，那这种财富利禄对我有什么好处呢？孔子曰：“饭疏食，饮水，曲肱而枕之，乐亦在其中矣。不义而富且贵，于我如浮云。”意思是，粗茶淡饭，枕着弯着的胳膊睡觉也乐在其中，因为用不正当手段得来的富贵对我来说就像天上的浮云一样。《论语·里仁》里也写道：“富与贵，是人之所欲也。不以其道得之，不居也。”财富和高官显爵，是人们都想得到的。但对有道德的人来说，如果它们来路不正，就不能要它们。正如欧阳修在《廉耻说》中所言，廉耻是“士君子之大节”，“不廉，则无所不取；不耻，则无所不为”，作为官员“无所不取不为，则天下其有不乱，国家其有不亡者乎”，也是说清廉是官员必备的政治品德，更是关系到社会风气与国家兴亡；《清实录·世祖实录》中也指出“国之安危，全系官僚之贪廉”。

《左传》中记载，大臣子罕拒绝了送到眼前的稀世美玉，他对献玉者说：“我以不贪为宝，尔以玉为宝。若以与我，皆丧宝也，不若人有其宝。”意思是你眼中的宝贝是美玉，而我的宝贝是我不贪婪的秉性，我如果收了你的玉，那咱俩岂不是就都失去了宝贝，还不如各自存留自己的宝贝。清朝清官张伯行为了杜绝前来送礼请托者，特撰写了一篇《却赠檄文》示人：“一丝一粒，我之名节；一厘一毫，民之脂膏。宽一分，民受赐不止一分；取一文，我为人不值一文。谁云交际之常，廉耻实伤；倘非不义之财，此物何来？”在张伯行眼中，“一丝一粒”“一厘一毫”虽微，却都是民脂民膏，也关乎自己的德行节气。对百姓宽待一分，那么百姓所受的恩赐就不止一分；向百姓多索取一文，自己的人格便一文不值。谁说这是交际的常道？其实有损道德。如果不是不义之财，那这些礼物又是从哪里来的？

明代《松窗梦语》讲了这样一个故事：一个人穿着新鞋上街，非常小心爱惜，“择地而蹈，兢兢恐污其履”，即谨慎地选择干净的地方行走，唯恐弄脏鞋子。后来到了泥泞较多的地方，“偶一沾濡，列不复顾惜”，一旦鞋子不慎沾上了污渍，这人便干脆随意地踩在泥巴里，不再爱惜鞋子。正如习近平总书记谈到的“扣子论”，如果第一粒扣子扣错了，剩余的扣子都会扣错。①

典籍《官箴》中写道：“吏，不畏吾严而畏吾廉；民，不服吾能而服吾公。廉则吏不敢慢，公则民不敢欺。公生明，廉生威。”意思是官吏不惧怕

① 共产党员网《“扣子论”引发热议 盘点习近平讲给大学生的那些话》[EB/OL].(2014-05-06)[2021-07-03]. https://news.12371.cn/2014/05/06/ARTI1399374025813435.shtml.

我严厉，却惧怕我廉洁。百姓不敬佩我的处事能力，而敬佩我的处事公正。无欲则刚，清廉自立，则威信自生，官吏们办事不敢懈怠；做到公正，则民众就不敢欺瞒。《韩非子·十过》中说："廉外则可以大任，少欲则能临其众。"意思是说为政廉洁就可以担当大任，清心寡欲就能统御众人。党员干部必须要严于律己、公正守廉，常修为政之德、常思贪欲之害、常怀律己之心，廉洁自律，崇纪自守，怀德自重，两袖清风，方能以上率下，得到群众的爱戴和拥护。

## ▶ 故事一

### 薏苡明珠

东汉时期，刘秀任命马援南征剿灭叛军，马援很快就平定了岭南地区的叛乱，使百姓生活得以安定，被誉为"伏波将军"。不仅如此，马援还在当地帮助兴修水利灌溉设施，造福当地百姓。当时南方气候湿热，军中很多将士都出现手足无力、疼痛、下肢水肿等湿气类疾病。他看到当地百姓常用薏苡仁来祛湿除瘴，便购买了一批薏苡仁给军中的将士服用，效果非常明显。南方薏苡果实大，马援想带回去引入中原地区栽培种植，便在回去时载了满满一车。而一些奸佞小人却诋毁马援，说他从南方装了满满一车珍珠、犀角等名贵物品。马援听闻后，将薏苡仁倒入桂林漓江之中，谣言不攻自破。后世"薏苡谗忧马伏波"等诗句都是说的伏波将军马援的故事。

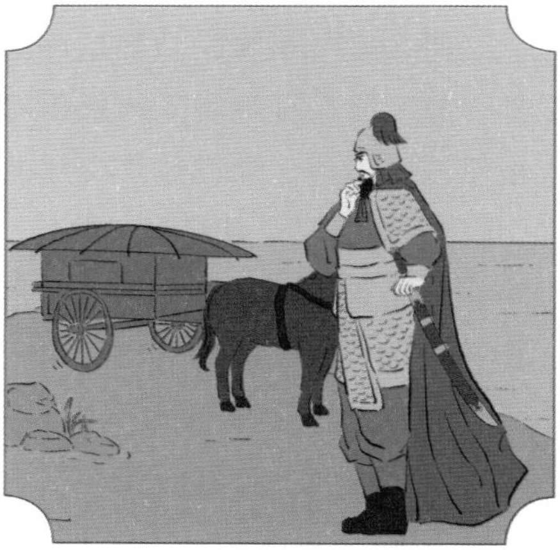

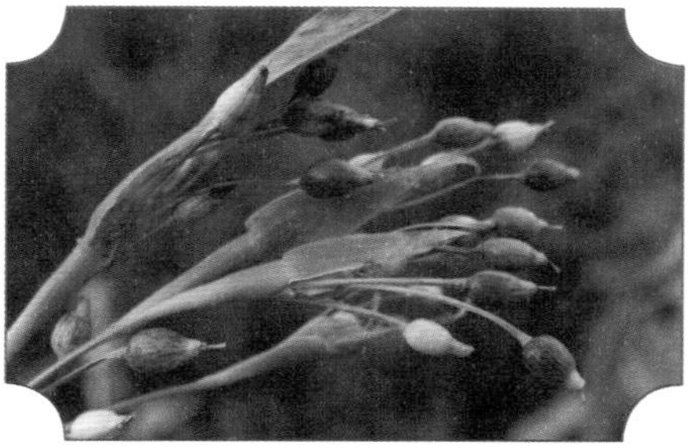

薏苡仁，又叫薏米、薏仁，是禾本科植物薏苡的种仁，是一种常见的食用和药用植物，具有利水消肿、健脾祛湿、镇痛消炎、清热排脓和增强免疫力等功效。唐朝时它就被列入宫廷膳食。薏米具有很强的利尿作用，可去除体内的风湿邪气，缓解关节炎、筋骨酸痛、关节屈伸不舒等症状；还能润肺止咳，清除肺部的热毒和痰湿，对于肺痿、肺痈、咳嗽等症有一定的缓解作用；此外，薏米含有丰富的抗氧化物质，能清除体内的自由基。薏米性凉，体寒者慎食，孕妇也不宜多食。

## ▶ 故事二

### 拗公拒参

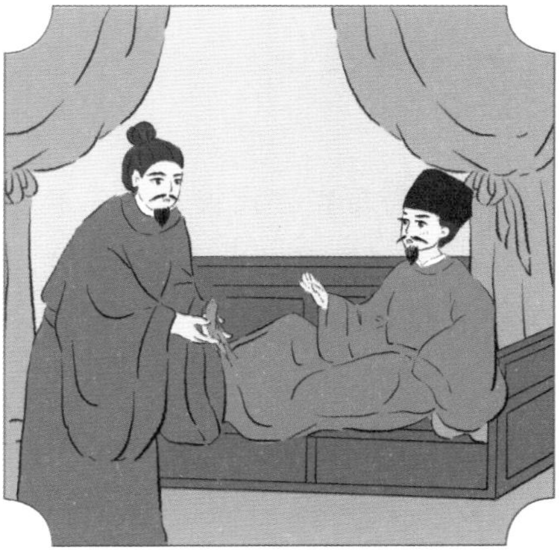

王安石为人光明磊落，在上级官员面前也直言不讳，从不肯屈身俯就，随波逐流。因为如此与众不同，也因“执拗”的性格而被称为“拗相公”。王安石严以律己，为官几十年，官拜宰相，而家中的吃穿用度却都与普通百姓无异。王安石清廉自守，曾有人拿着两个家传古董（一面古镜和一方宝砚）要送给他，都被他拒之门外。而《梦溪笔谈》中也记载了王安石不肯收受贵重药材的故事。曾经，王安石患哮喘病多日，医生给他开的药方中有紫团山的人参，但这种紫团山人参稀少昂贵。正好一位薛姓官员刚从河东返京，恰好手中有紫团山人参，得知此事后，便打算送给王安石一些，可是王安石不肯接受。旁人劝他说："您的病，非这药不能治愈，还是不要推辞了。"王安石则态度坚决地说："我平生没有紫团山人参，也活到了今天。"最终还是没有接受。王安石恪守道德操守，圣贤风范，光耀千古。诗人黄庭坚这样评价王安石："真视富贵如浮云，不溺于财利酒色，一世伟人也。"

人参是多年生草本植物，喜阴凉、湿润，是"九大仙草"之一，号称"百草之王"，也是远近驰名的"东北三宝"之一。我国古代典籍《神农本草经》中记载，人参有"补五脏、安精神、定魂魄、止惊悸、除邪气、明目、开心益智"的功效。中医认为，人参味甘、微苦、微温，归肺、脾、心经，久服轻身延年，具有补脾益肺、安神益智的功效。紫团山在山西省壶关县，盛产人参，时称"紫团参"。据史载，高丽参、东北参、党参均由此地传出。紫团山人参在唐宋时曾是向宫廷进贡的八大贡品之一。

## ▶ 故事三

### 酒取凉州

石菖蒲在古代被医家、养生家们誉为"水草之精英，神仙之灵药"（《道藏经·菖蒲传》），并常常用它来酿酒。历代皇家都视菖蒲酒为稀世琼浆。到了明代，每逢端阳节，皇帝除自己饮用菖蒲酒外，还举行隆重的饮酒仪式，赐给宫眷内臣一起品尝。《后汉书》曾记载了这样一个关于菖蒲酒的故事：有个人叫孟佗，字伯郎，极想当官，但资质平庸、碌碌无功，却又不甘心，于是不惜花重金买了一斛菖蒲酒，送给当朝宰相张让。张让收到此酒，饮用后

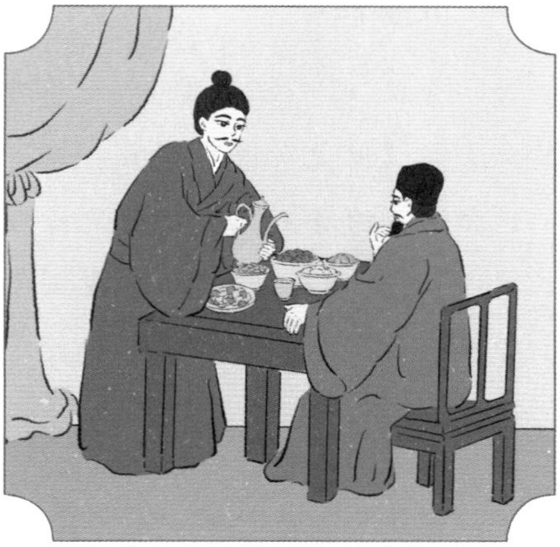

顿觉腋下生风，飘飘欲仙，一种说不出的醇香甘洌之美味萦绕脑中，顿时心情大悦，趁着酒意下令封孟佗为凉州五品刺史。一斛菖蒲酒换来五品刺史的官职，可见其珍贵及身价不凡。唐朝诗人刘禹锡讽刺道："为君持一斛，往取凉州牧。"宋朝苏轼也有诗讽刺说："将军百战竟不侯，伯郎一斛得凉州。"

古代医家认为，石菖蒲补五脏，通九窍，明耳目，久服能延年益寿。历代很多养生家喜欢用菖蒲酿酒，李时珍《本草纲目》中就提到菖蒲酒具有"治风痹，通血脉，疗骨痿"的作用，可以治疗三十六种风病、十二种痹证，疏通人体血脉，强筋健骨。

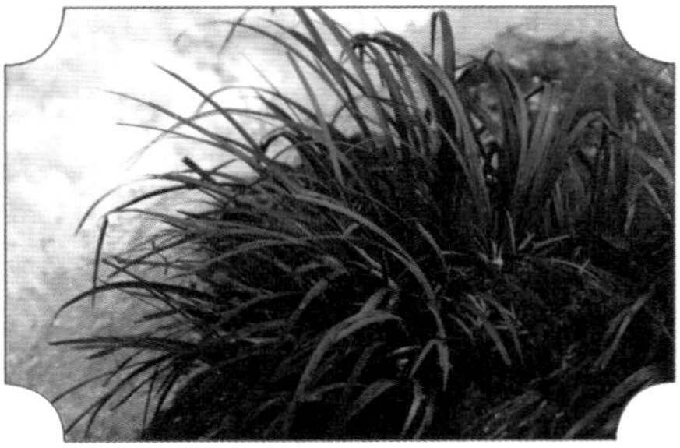

石菖蒲可以去除体内浊气，醒脾开胃、行气导滞、消胀除满；还能入心经，具有开心窍、益心智、安心神、聪耳明目的功效。菖蒲叶片含有挥发性芳香油，气味清香淡雅，能提神通窍，很多文人都喜欢把石菖蒲作为盆栽放在桌案上，当感到困倦时，闻之可以提神。石菖蒲叶片中的挥发油还具有驱除蚊虫的作用，因此在端午时节，人们经常把菖蒲和艾草一起悬挂于门上，古人也曾把端午节称为"菖蒲节"。

## ▶ 故事四

### 陶母退鱼

据《世说新语》记载，东晋大将军陶侃年轻时曾担任管理船运和渔业的官吏。一次，他托人带了一罐腌鱼赠送给母亲。母亲问："这是哪里来的?"使者回答："是官府所拥有的。"母亲让使者将腌鱼原封不动地带回去，还写了一封信捎给陶侃，责备陶侃说："汝为吏，以官物见饷，非唯不益，乃增吾忧也。"意思是你身为官吏，把官府的东西送给我，这样做不仅没有好处，还增添了我的担忧。陶侃非常羞愧，并引以为戒，洁身自好。最终成为一位名将，且精勤于业，所管辖的地域百姓安乐，道不拾遗，为东晋政权的建立及巩固立下了卓越功勋。

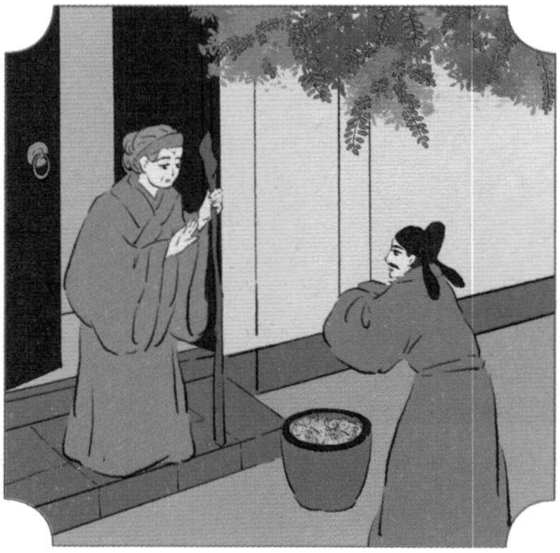

## ▶ 故事五

### 嗜鱼拒鱼

《韩非子·外储说右下》记载，公孙仪在鲁国做宰相，因为他特别喜欢吃鱼，很多人都争先恐后地买鱼献给他，他却怎么也不肯接受。他的弟子问他："您那么喜欢吃鱼却不接受别人的鱼，这是为什么？"他回答道："正是因为我爱吃鱼，所以我才不接受。如果我接受了他们送给我的鱼，就必定要迁就听从他们的请托，接受他们的请托，必定会违背法律，违背法律早晚会被免去宰相之职，被免去宰相，这些人就不会再继续给我送鱼吃了，而那时我犯了罪，没有收入，自己也不能给自己买鱼。现在我不收别人给的鱼，就不会被罢免。我爱吃鱼，也有能力长期供给自己吃鱼呀。"

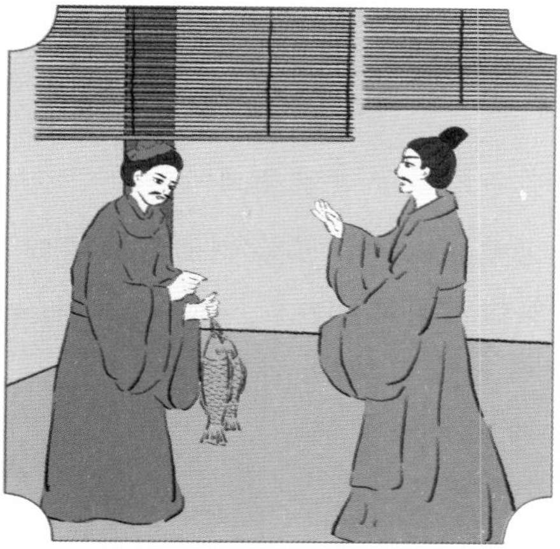

公孙仪嗜鱼但拒鱼的故事，表明他能够清醒认识个人廉洁与事业兴衰成败之间的关系，始终做到抵御诱惑，慎被人"投其所好"。

## ▶ 故事六

### 悬鱼太守

《后汉书·羊续传》记载，东汉时期，羊续任南阳太守。一个府丞打听到羊续喜欢吃鱼，便给羊续送来一条新鲜的大鱼。羊续不肯接受，但府丞却执意留下了鲜鱼。羊续让人把这条大鱼悬挂在庭

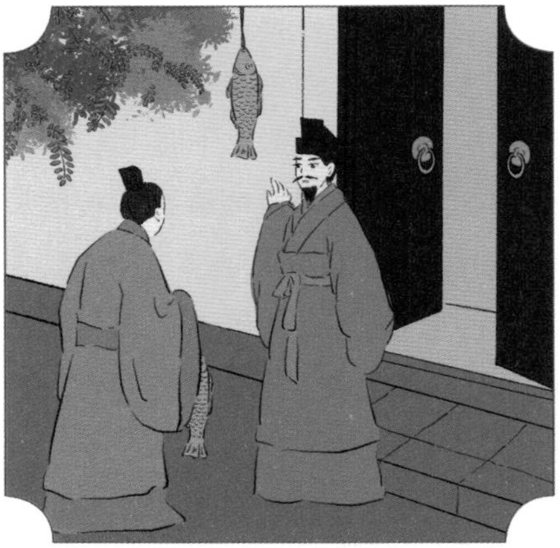

院中，晒成鱼干。不久，这位府丞又来给羊续送鲜鱼。羊续带他看了庭院中上次挂晒的鱼，说："你上次送来的鲜鱼已成了鱼干，这次的鲜鱼也没有必要留下，一起都带回去吧！""羊续悬鱼"的事传开后，大家都知道这回来的太守是位清官，羊续也被尊称为"悬鱼太守"。

## ▶ 故事七

### 半鱼贺寿

据《明史》记载，一次，弘治和正德两朝的内阁首辅大学士李东阳过生日，他的两个学生，时任国子监司业的鲁铎与任国子监祭酒的赵永商定将束发的头巾作为给恩师李东阳的寿礼。结果二人在家中翻找了半天，没找到合适的头巾，鲁铎说："家乡亲人之前送来些干鱼，我们何不带过去作为贺礼给恩师贺寿？"鲁铎问了一下家中厨师，厨师回复已经吃得只剩下半条干鱼了，二人便带上这半条干鱼去拜见李东阳。李东阳看到学生提着半条鱼来，非常欣慰，让家里烹制了这半条鱼，并留二人一起吃饭，畅谈甚欢。中国是礼仪之邦，尊师重道，礼尚往来，李东

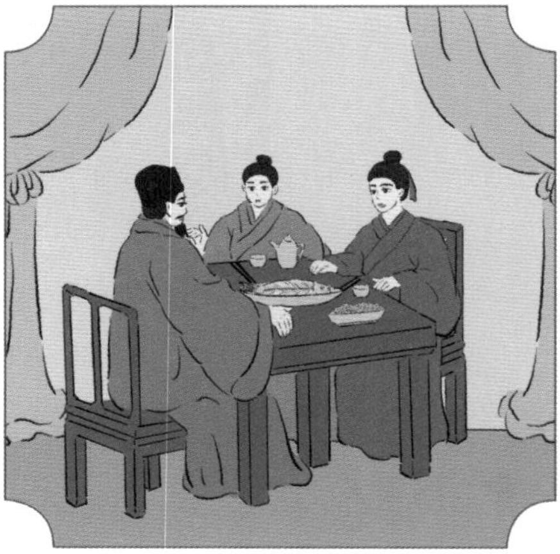

阳为人师表，清正廉洁，学高为师，身正为范，学生上行下效，君子之交淡如水。

以上四个故事都与鱼有关。鱼味道鲜美，而且还有保健功效。不同鱼的功效与作用各有不同。

鲫鱼：有益气健脾、利水消肿、清热解毒、通络下乳等功能。鲫鱼入脾胃，能利湿去水。

鲤鱼：《本草纲目》记载："鲤，其功长于利小便，故能消肿胀、黄疸、脚气、喘嗽、湿热之病。"也就是说，鲤鱼有健脾开胃、利尿消肿、止咳平喘、安胎通乳、清热解毒等功能。

鲈鱼：《本草纲目》记载："松江鲈鱼，补五脏，益筋骨，和肠胃，益肝肾，治水气，安胎补中，多食宜人。"

鲢鱼：有温中益气、暖胃、润肌肤等功能，是温中补气之佳品。

青鱼：有补气养胃、化湿利水、祛风除烦等功能。

黑鱼：有补脾利水、去瘀生新、清热祛风、补肝肾等功能。

## ▶ 故事八

### 吾心有主

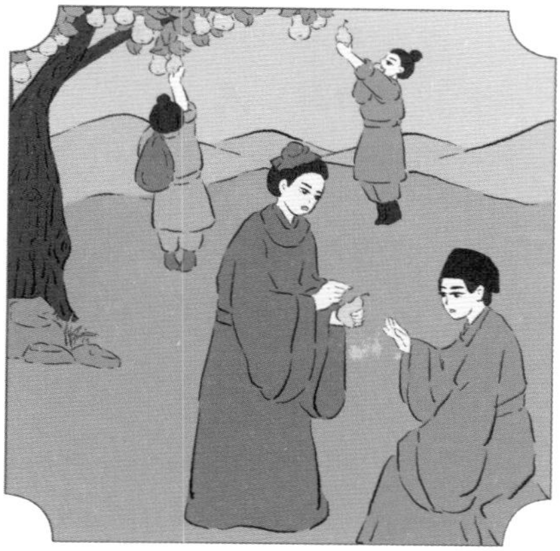

据《元史·许衡传》记载，金朝理学家、教育家、政治家许衡曾经在盛夏时经过河阳（今河南省孟州市），天气炎热，大家都口干舌燥，这时发现路边有一棵结满梨子的梨树，众人都争先恐后地去摘梨大快朵颐，而许衡却独自端坐在一旁，对梨子熟视无睹。别人问他为何不去摘梨吃，

许衡说："这不是自己的树，怎么可以吃它的果实呢？"那人说："现在时局混乱，这棵梨树早就没有主人了，您又何必介意呢？"许衡回答说："梨无主，吾心独无主乎？"

梨自古就有"百果之宗"的雅称。梨在我国的栽培历史距今已有3000多年。据李时珍《本草纲目》记载，梨可以"润肺凉心，消痰降火，解疮毒、酒毒"。梨入肺胃经，有清燥润肺、生津止渴、润喉止咳、清热化痰、养阴润颜等功效，也是一种药食两用之品。梨对呼吸道感染所致的咽干声哑、咳嗽黄痰、便秘尿赤等均有良好疗效。但梨药性寒凉，体质虚寒、寒性咳嗽者不宜生吃或多吃，可以隔水蒸熟，或与其他药材如百合、川贝、枇杷等配伍后煎煮成药膳服用。

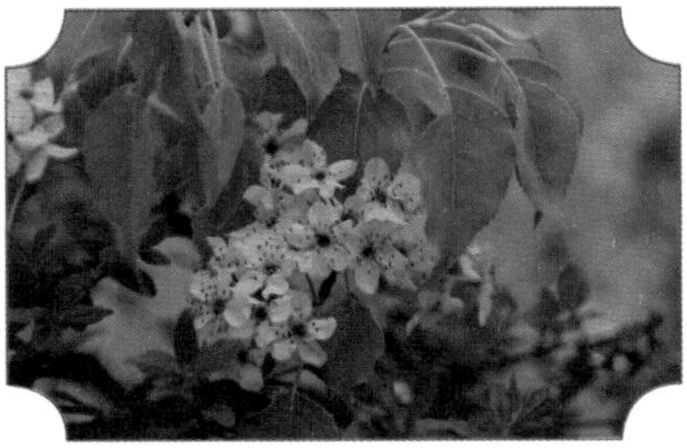

## ▶ 故事九

### 贪泉之水

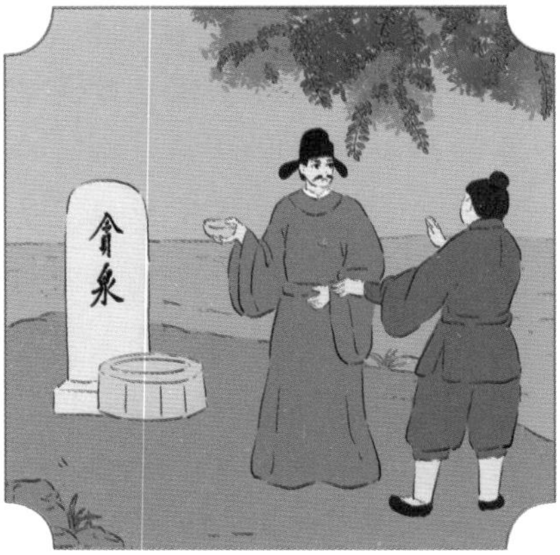


吴隐之是东晋后期的廉吏，曾任中书侍郎、左卫将军、广州刺史等职，官至度支尚书。《晋书·良吏传》记载了他前去广州任刺史的一段佳话。当时，广州地处偏远，贪污成风，到那里就任的多位刺史相继鱼肉百姓。晋安帝时，朝廷想要整顿岭南弊政，便派吴隐之出任广州刺史。吴隐之走到离广州三十里地的石门，看到这里有一处清澈的泉水，旁边的石碑上刻着泉水的名字——“贪泉”。据当地人说，凡饮此贪泉之水，就会变得贪得无厌。吴隐之坚信自己的意志和品质，对贪泉的传说不以为然，他坦荡地喝了这贪泉的泉水，还写下了“试使夷齐饮，终当不易心”的诗句，以伯夷、叔齐两位先贤自比，表达了自己清廉从政的决心。后来，吴隐之在广州任职数年，一直清廉为民。

## ▶ 故事十

### 守井自警

《明太祖实录》记载，朱元璋曾经用水井的比喻来告诫官员，脚踏实地、本分当官，守着自己的俸禄生活，就像守着“一口井”，井水虽平淡，但细水长流，天长地久，足够日用。如若贪得无厌，非要从外面取水而蓄积于井里，若过满还要加高井台掩盖，一旦井台被汹涌贪婪的水冲垮，水就会倒灌家中，得不偿失。许多官员深受启发，在院中掘一口井，并在井边立“警”字石碑，自警要摆脱物欲诱惑，不贪图“自家井水”之外漫无边际的“水”，如果不满“井水”之用，铤而走险谋取不义之财，让贪婪的“井水”满溢而出，便将东窗事发，走向毁灭。

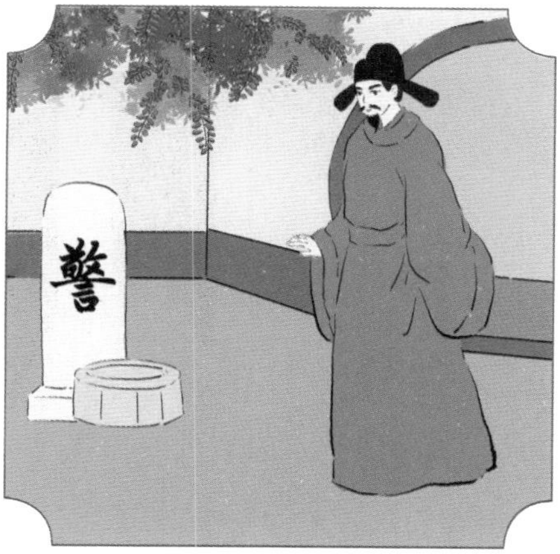

**泉水、井水**

泉水首载于《本草拾遗》，《本草品汇精要》曰："穴沙石面出者，谓之泉水……凿地取水曰井，夫井亦泉耳。"《本草纲目》记载："出岩泉水，此山岩石间所出泉，流为溪涧者也……其泉源远清冷，或山有玉石美草木者为良；其山有黑土毒石恶草者不可用。"古本草认为新汲的、未被污染的井水、泉水均有医疗价值。中医认为，井水、泉水具有生津止渴、养阴利尿、益五脏的作用。

## ▶ 故事十一

### 表里如一

有句俗语叫"金玉其外，败絮其中"。明朝开国元勋刘伯温的传世名篇《卖柑者言》讲的是杭州有一个卖水果的人，擅长贮藏

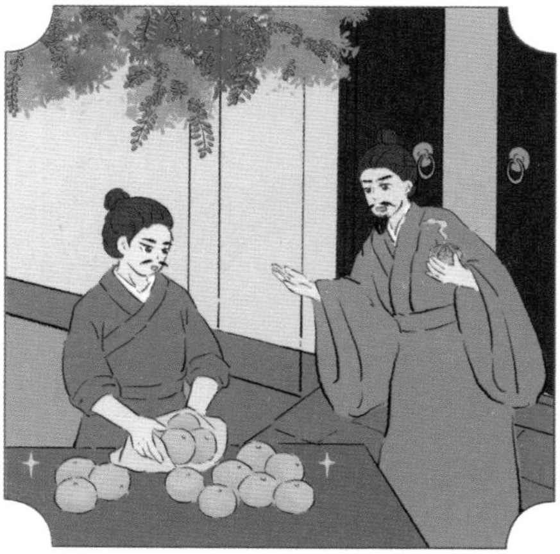

柑橘，柑橘储存一整年也不腐烂，犹如黄金玉石一样光彩鲜明。因此，即使价格是别人的十倍，却仍被争相购买。有人打开一个他的橘子，却发现里面干枯有如破败的棉絮，便质问他："你卖这样的柑橘，是让人家祭祀用，还是招待宾客用呢？这是表里不一，这样骗人太过分了！"卖柑橘的人笑着说："那些佩戴虎符、掌握兵权的武将，看上去威武森严，他们能像孙武、吴起那样保卫国家吗？那些戴着高冠，穿着官袍的文官，看上去正襟危坐，他们能像伊尹、皋陶那样辅佐君王吗？现如今，

盗贼四起无人抵御，百姓穷苦无人解救，官吏奸诈无人禁止，法纪败坏无人治理，所以那些坐在高堂上，享用优厚俸禄的人，又何尝不是金玉其外，败絮其中呢？你对这些视而不见，却只看到我的柑橘！”这是一篇政治寓言，辛辣地讽刺了那些饱食终日、欺世盗名的封建官僚，有力地抨击了元朝末年统治阶级的腐朽无能和当时社会的黑暗，抒发了作者愤世嫉俗的情感。

说到柑橘，“怀橘孝采”的故事世人皆知。讲的是东汉时期，六岁的陆绩跟父亲拜访袁术，袁术拿出那时并不多见的橘子款待他们，陆绩悄悄地拿了三枚橘子放入怀中，问他原因，他说是要带回去让母亲品尝，一时被传为佳话。陆绩成年后，博学多识，成为一名清官。他曾被贬谪到偏远的郁林郡（今广西贵港市）任太守。当时那里是蛮荒之地，自然环境恶劣，瘟疫流行，而陆绩却没有任何怨言，他深入民众，实地考察，开渠凿井，改善饮水质量和灌溉条件，减少疫病传播，减免赋税，清正廉洁，深得百姓爱戴。到他卸任时，他走水路返乡，而在这里八年，他两袖清风，除了几箱书和简单的行李之外，再无他物。船夫担心东西太轻，船只吃水太浅而易倾覆，陆绩情急之中见到岸上有一巨石，便请人搬上船压舱，才得以顺利开船。后人作诗赞曰：“郁林太守史称贤，金珠不载载石还。航海归吴恐颠覆，载得巨石知其廉。”这说明陆绩的清廉并非《卖柑者言》中那样表里不一、徒有虚名，而是表里如一、名副其实。

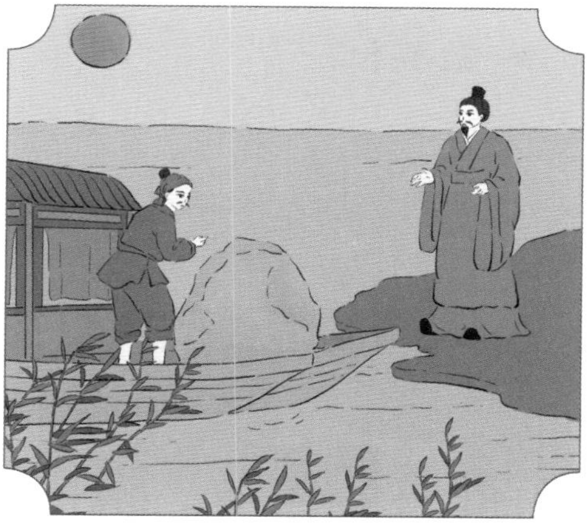

橘树不仅能结出甘美的果实，其各部位的药用价值也很高。其成熟果实的果皮晒干后就是我们熟悉的中药陈皮，具有健脾化痰的功效；而未成熟果实的果皮则为中药青皮，功效则为疏肝理气。此外，橘叶、橘核和橘络也都可以入药。橘络就是橘子果肉表面的丝络，具有化痰理气、通络止痛的功效，所以下次吃橘子时，就不要剥除这些橘络啦！

## ▶ 故事十二

### 修合慎独

在许多中药厂、药企、中医馆、中药店，我们都可以看见“修合无人见，存心有天知”这样一副对联，意思是中药药剂在制作的过程中，虽然没有外人监督，但是所选用药材的真伪和优劣、炮制工艺的过程和要求等必定要严谨严格，做到不欺人、不自欺。

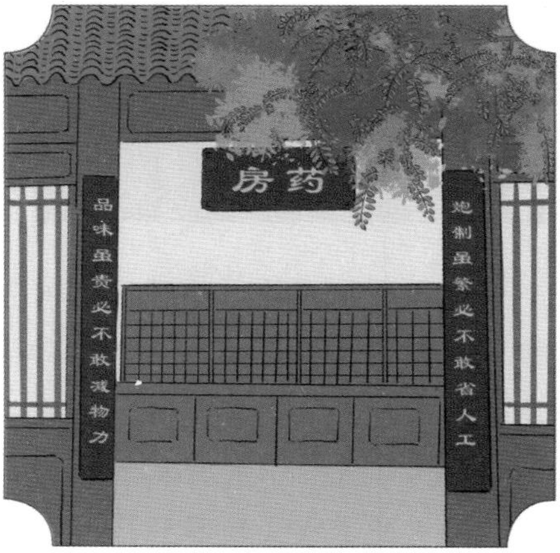


老字号药店同仁堂历代恪守“炮制虽繁必不敢省人工，品味虽贵必不敢减物力”的信条，自清雍正元年就被钦定为清皇宫御药房供药，历经八代皇帝，也旨在做到即便在外人看不到的制药过程中，也确保中药材源于道地药材，贵重药物不缺斤少两，制作工艺即便烦琐也绝不省略工序。对于制药人来说，中药的采收选取、加工炮制、配伍制剂的过程，必须要遵循“取其地，采其时，遵其古，炮其繁”的训条。

**中药的"修合"**

"修合"古时又称"炮炙""炮制""修事""修治"，是指在中医理论的指导下，按临床用药要求加工处理中药材的传统方法和技术。中药材大多来自草本植物，此外还有动物及矿物等，这些生药材必须经过炮制才能入药。炮制后的药物不仅可以提高药效，降低毒副作用，改变或缓和性状，而且可以祛除异味便于服用，方便存储及运输，便于调剂和制剂等。炮制工艺是否合理、方法是否恰当，直接影响到中药的临床疗效。

传统的炮制方法主要有蒸、煮、炒、焙、炮、煅、浸、飞等。每种炮制方法又可细分，例如：蒸，分为清蒸、酒浸蒸、药汁蒸；煮，分为盐水煮、甘草水煮、黑豆汁煮；炙，分为蜜炙、酥蜜炙、猪脂炙、药汁涂炙；浸，分为盐水浸、蜜水浸、米泔水浸、浆水浸、药汁浸、酒浸、醋浸等。

**道地药材**

一方水土养一方人，中药也是"一方地土出方药也"，如五味子"南北各有所长，藏留切勿相混。风寒咳嗽南五味为奇，虚损劳伤北五味最妙"。古人很早就意识到不同地域出产的药材质量不同，唐代官修医典《新修本草》中认为"动植物形生，感气殊功，离弃本土，形同质异"，药王孙思邈指出"用药必依土地"，明代《本草蒙筌》指出"草木昆虫，各有相宜地产，气味功力自异寻常"，因此"以地冠名，地胜药灵"。道地药材又称为地道药材，是指经过长期的中医临床应用优选出来的，在特定自然条件和生态环境区域内所产的药材，并且生产较为集中，具有一定的栽培技术和采收加工方法，质优效佳，与其他地区所产同种中药材相比，品质和疗效更好。

山东的阿胶、金银花，东北的人参、鹿茸，宁夏的枸杞，河南"四大怀药"——怀地黄、怀山药、怀牛膝、怀菊花，"四大南药"——槟榔、砂仁、巴戟天、益智仁，"四大藏药"——冬虫夏草、雪莲花、炉贝母、西红花等都是道地药材。

## 三、匡正扶德

“过而不悛，亡之本也。”（《左传·襄公七年》）

【释义】犯了错误却不改正，这是衰亡的根本原因。

《韩非子·外储说左上》曰：“良药苦于口，而智者劝而饮之，知其入而已己疾也；忠言拂于耳，而明主听之，知其可以致功也。”这也就是“良药苦口利于病，忠言逆耳利于行”的意思，保持清醒头脑，认真听取不同意见，才能避免工作中的疏漏和失误，才能把工作抓得更好。言者无罪，闻者足戒；有则改之，无则加勉。

《左传》曰：“人非圣贤，孰能无过；知错能改，善莫大焉。”金无足赤，人无完人，智者千虑也必有一失，我们在工作和生活中出问题、犯错误是正常的，但是错了就要改，而不能像宋代理学家周敦颐在《周子通书·过》中所说的“今人有过，不喜人规，如护疾而忌医，宁灭其身而无悟也”。我们不能讳疾忌医，要诚恳虚心地自觉接受别人中肯的批评，这也能彰显自己坦诚包容的胸怀和知错能改的勇气，也将收获更多的成绩和得到更大的提高。“红红脸、出出汗”才能“解表祛邪”，在生活和工作中，要有“茅檐长扫净无苔”“吾日三省吾身”般自我审视、自我批评的觉悟，要有“好学近乎知，力行近乎仁，知耻近乎勇”、自找差距、自找不足的勇气，更要有从善如流的态度，有“闻誉恐，闻过欣”的风度，敢于直面错误，勇于揭短亮丑，严于自我解剖，不“王顾左右而言他”，不避重就轻、避实就虚，不文过饰非、粉饰太平。

### ▶ 故事一

#### 讳疾忌医

《韩非子·喻老》中记载了医宗扁鹊初次晋见蔡桓公，就明察秋毫，告知蔡桓公他目前在肌肤浅处有疾病的初发征兆，不医治恐

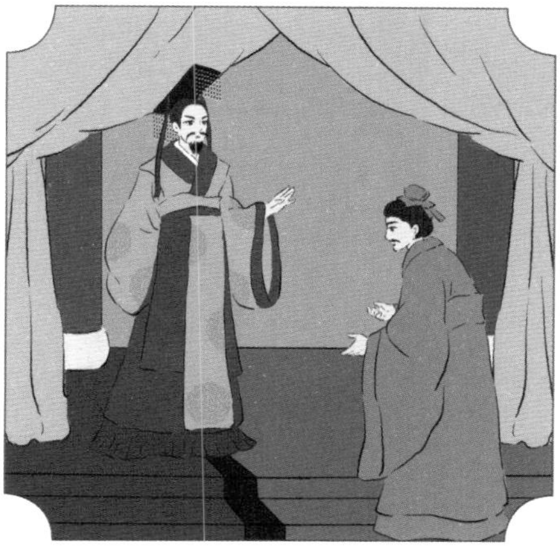

怕会加重。蔡桓公却因为没有感到身体的不适而不以为然，还自以为是地认为“医之好治不病以为功”，即医生喜欢给没病的人治疗，从而显示自己的功劳。过了十天，扁鹊再次见到蔡桓公，告诫他疾病已经深入到肌肉，再不医治定会加重，蔡桓公依旧没有理会。又过了十天，扁鹊再一次晋见蔡桓公，告知其疾病已经由表及里，深入肠胃，不及时治疗后果会不堪设想，而蔡桓公依旧认为扁鹊是故弄玄虚，危言耸听，对扁鹊的忠告仍置之不理。又过了十天，扁鹊远远地看见蔡桓公，调头就跑。蔡桓公特意让人问扁鹊，扁鹊说，之前大王的病一步步加重，却拒绝了我的治疗，现在病情已经到了无可挽回的地步，是掌管寿命的神灵决定的事了，医者已经无力回天了。果然五天后蔡桓公身体疼痛，当他派人寻找扁鹊时，扁鹊已经逃到秦国了，而蔡桓公最终也因为讳疾忌医而一命呜呼了。

## ▶ 故事二

### 望眉判病

东汉时期的张仲景被历代医家奉为“医圣”。一次，张仲景遇见了著名的“建安七子”之一的王粲。王粲当时年仅二十多岁，却已是著名的诗人，在“建安七子”中成就最高，而这时张仲景通过王粲的面色看出其将有大病临身，于是诚恳地对王粲说：“你身体有病已经很长时间了，须服五石汤才能治好。如若不医治，到你四十岁时，眉毛会脱落，半年后会有生命危险。”现在看，这应该是麻风病，而当时王粲感觉自己身体并无不适，心里认为张仲景是在故弄玄虚。但出于礼貌，他还是将张仲景为自己开的药方收起

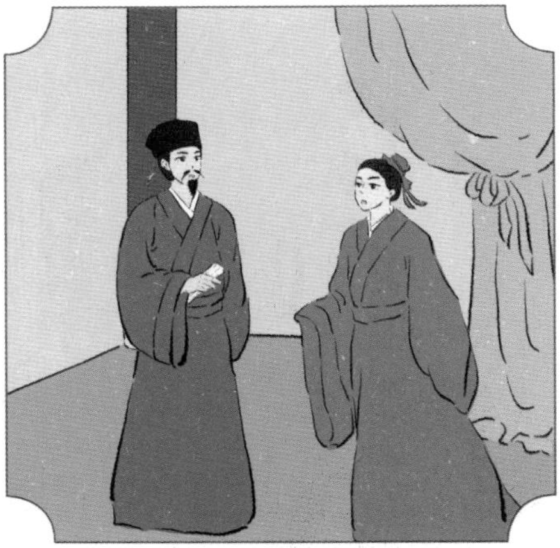

来，并表示回去后一定按方服药。三年后，张仲景又见到了王粲，摇了摇头说："从你的气色看，你并没有服过我开的药。"一晃二十年过去了，王粲先后写出《七哀诗》《登楼赋》等脍炙人口的佳作，但他果然如张仲景所预言的那样，四十岁时眉毛全部脱落，访遍名医无治，最终病逝。

**中医的望诊**

这两个故事里，扁鹊和张仲景为何能只通过眼睛看就指出患者的病症所在？众所周知，"望、闻、问、切"是中医诊断疾病的方法，也称"四诊合参"。"望"是观察患者的发育情况、面色、舌苔、表情等；"闻"是听患者的说话声音、咳嗽、喘息，并且嗅出患者的口臭、体臭等气味；"问"是询问患者自己所感到的症状，以前所患过的病等；"切"主要指触摸患者的脉象。

"望、闻、问、切"是中医整体观念的体现，人的脏腑状态与机体外在表现和患者自我感受是直接相关的。通过"望、闻、问、切"四诊合参，就可以探知人体内在的脏腑、经络、气血等存在的症结，以此对症下药。扁鹊和张仲景仅仅通过眼睛看就能做出诊断，确实是医术高明，不愧分别被誉为"医宗""医圣"。

## ▶ 故事三

### 生恚文挚

《吕氏春秋·至忠篇》记载战国时代的齐闵王患抑郁症，整

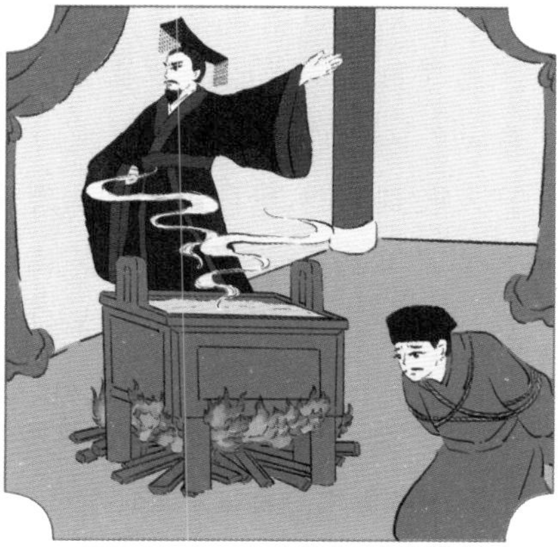

天郁郁寡欢，焦虑激动，痛苦难熬，度日如年，多方医治无效，便请宋国名医文挚来诊治。文挚根据中医治情志病“怒胜思”的原则，用反复激怒患者的手段治愈了齐闵王的抑郁症。因为需要激怒的是君王，文挚特意在治疗之前向王后和太子奏明：“非怒王则疾不可治，怒王则挚必死。”在得到太子保证不会伤他性命的情况下，文挚以反复激怒的办法治愈了齐闵王的抑郁症。但最终齐闵王无视病愈的事实和医者犯上的动机，怒不可遏，“以鼎生烹文挚”。

## ▶ 故事四

### 刘邦拒医

刘邦出身布衣，秦末陈胜吴广起义后不久，刘邦也响应起义，

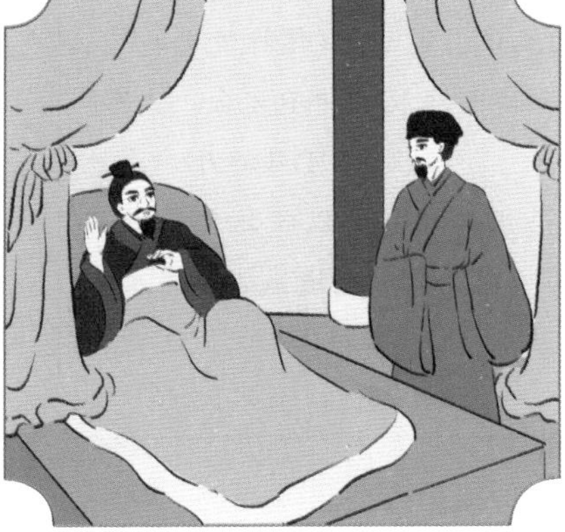

他率先入函谷关，进驻霸上，秦王子婴向刘邦投降。楚汉战争中，相比于西楚霸王项羽，无论是地理位置还是综合兵力，刘邦本不占优势，但他知人善任，从善如流，终于反败为胜，击败项羽，统一天下。据《史记》记载，汉十二年（公元前195年），刘邦在讨伐英布叛乱时被流箭射伤，

一病不起。吕后为他请来良医，医生诊视后认为此病可治，但刘邦拒绝了医生的救治。他认为："吾以布衣提三尺剑取天下，此非天命乎？命乃在天，虽扁鹊何益！"意思是自己从平民百姓开始，提三尺长剑取得天下，这正是天命所归，而此次自己的病也是上天所掌握，天意不可违，即使是扁鹊再世又有何益？所以刘邦不积极治疗，终于次年死于长安，年仅五十三岁。

**中医的情志致病说和情志疗法**

名医文挚为何要通过反复激怒齐闵王来给他治疗抑郁症？刘邦内心没有抗病意志，拒绝就医，即便就医，持这种消极的心态，也不会有好的效果。这两个故事都与人内在的精神状态和抗病意志等心理情志因素相关，这免不了要说一下中医的情志疗法。"七情六欲，人皆有之"，正常的精神活动和情绪表达有益于身心健康，但异常的情志活动可使情绪失控而导致人体功能紊乱，百病丛生。"喜、怒、思、忧、恐"为中医的五志，而五志又与五脏有着密切的联系。依据《黄帝内经》中"怒伤肝，悲胜怒""喜伤心，恐胜喜""思伤脾，怒胜思""忧伤肺，喜胜忧""恐伤肾，思胜恐"等理论而来的"情志生克法"是一类独特而有效的中医特色疗法。

以"恐胜喜"为例，就是指使患者产生恐惧，来治疗过度兴奋所致的神气涣散，神明失其所主所导致的病证。例如，《儒林外史》中，范进中举后出现了疯癫，就是因过喜而心气外散、神不守舍。"喜"五行为火，"恐"五行为水，水可以克火，所以恐惧可以治疗"得意忘形"之过喜伤心。通过使患者产生恐惧的情绪，以收敛外散的心神，震慑浮越的阳气，恢复心主神明的功能。所以范进最害怕老丈人胡屠户的耳光，这一耳光立刻治好了范进的"喜极而狂"，这就是"恐胜喜"的典型案例。

## ▶ 故事五

### 病入膏肓

《左传·成公十年》中记载，叱咤风云的晋景公身染重病，派人请医缓来诊治。医缓来之前，晋景公做了一个梦，梦见两个小人在他的肚子里作祟。一个说："医缓将要来治疗晋景公，会伤害到我们，我们往哪里躲呢?"另一个说："不用怕，我们躲到'肓'的上面和'膏'的下面去，这是要害之地，再好的医生对我们都没办法。"医缓到来后为晋景公诊断，不免摇头叹气："您的病在心脏的脂膏与膈肌的肓膜之间，即在膏之下，肓之上。'膏肓'为要害之地，灸火灸不着，针刺刺不到，药物也难到达这个地方。硬性治疗不易奏效，还会带来更大的危害，我无回天之力。"晋景公听了医缓对病情的分析，发现与他梦中的场景完全一样，便道："良医也!"虽然没有得到医治，却由衷地称赞医缓高明的医术，还置办了厚重的礼物，把医缓送回了秦国。

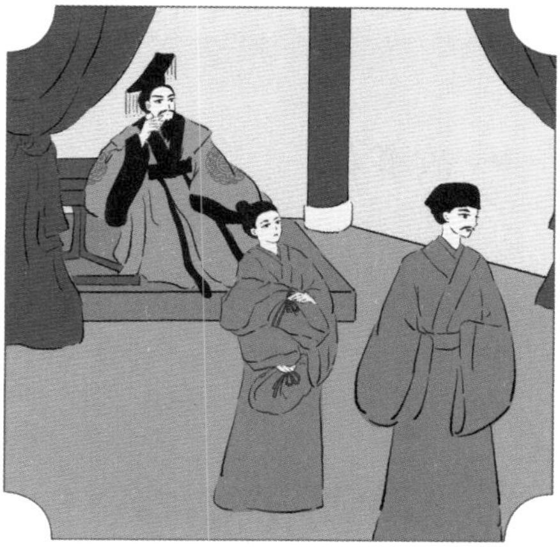

**针灸**

上面故事里提到的"灸火""针刺"合称"针灸"。针灸包括针法和灸法。针法是指在中医理论的指导下，把针具（通常指毫针）按照一定的手法刺入患者体表穴位，灸法则是以燃烧的艾条等在体表穴位上方烧灼、熏熨，二者都是"内病外治"的医术，即通过经络、腧穴的传导作用来治疗全身疾病。在临床上，按照中医的诊疗方法诊断出病因，找出疾病的关键，辨别疾病的性、质，确定病变属于哪一经脉，哪一脏腑，辨明它属于表里、寒热、虚实的哪一类型，做出诊断。然后，选定治疗所需的穴位，进行局部治疗。

## ▶ 故事六

### 刮骨疗毒

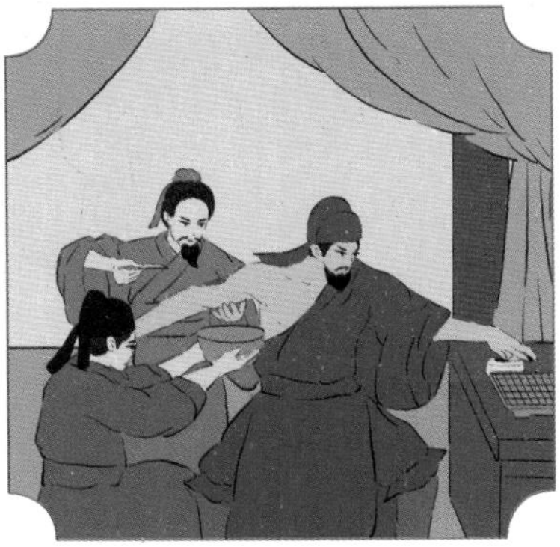

关羽曾被毒箭射中右臂，每到阴雨天，骨头便疼痛难忍。华佗为其诊视后，认为需要切开伤口，刮骨疗毒，才能完全治愈这个疾患。关羽便伸出手臂让华佗为其施行手术，一只手臂鲜血淋漓，另一只忍痛和他人下棋，谈笑如常。

**中医外科**

中医不仅可以治疗各种内伤杂病，对于外科疾病也有着悠久的治疗历史，创造出了许多可行的外科手术方法和材料。历代中医典籍中，可以看到外科引流、麻醉、清创缝合、截指、肠吻合、兔唇修补、白内障剥除等手术方法和手术器械的记载。《史记·扁鹊仓公列传》就记载了上古黄帝时期的医生俞跗，已经有高超的外科手术技能；《列子·汤问》记载了扁鹊（公元前407~公元前310年）使用酒类麻醉剂施展换心术；马王堆出土古医书《五十二病方》记载了详细可行的痔疮手术方法；《三国志·华佗传》则记载了华佗用麻沸散作为麻醉剂施行手术的案例。

隋朝医书《诸病源候论》中有一段关于外伤所致肠断裂的手术治疗方法，这应是世界上最早的肠吻合手术记录。唐代的出土文物中已有镊子、剪刀等常见外科手术器械；宋代已经出现较为完整的常用外科器具，如针、剪、刀、钳、凿，在元代的《世医得效方》和《永类钤方》等书中都有记载。清代《外科图说》《外科明隐集》《外科心法真验指掌》等外科专著中都有关于外科手术器械和手术方法的记载。

此外，柳枝接骨、骨折夹板外固定、各种烧烫伤等外敷膏药、中药灌肠、挂线技术等是中医外科（如骨科）的优势特色技术。

**桑皮线**

隋唐时代，外科清创缝合术有了很大改进，最重要的发明是使用桑皮线缝合。桑皮线是将桑树之根皮去其表层黄皮，留取洁白柔软的长纤维层，经捶制加工而成的纤维细线。将这些桑皮线放入装有药水的容器中储存，用时用沸水的蒸汽熏蒸一下，细线就绵软干燥，穿入细针就可以缝合伤口了。

桑皮线不仅制作方法简单，应用方便，且不易折断。桑皮本身药性平和，更有清热解毒、消肿生肌的作用。桑皮线的最大优点是会随着伤口的愈合而长在肉中，与肌肉纤维融为一体而无须拆线。

## ▶ 故事七

### 鼻病溯源

明朝大臣、文学家、思想家方孝孺颇通医学，曾任明太祖朱元璋、明惠帝朱允炆的学士。方孝孺常以医学道理来隐喻国家治理问题，其中就包括《鼻对》。下面是《鼻对》一文的白话翻译。

一天，我的鼻子受寒，鼻道阻塞不通。我围炉取暖，炉火烧着了我的下衣直至膝部，我看到后大惊失色，赶紧扑灭了着火的下衣，

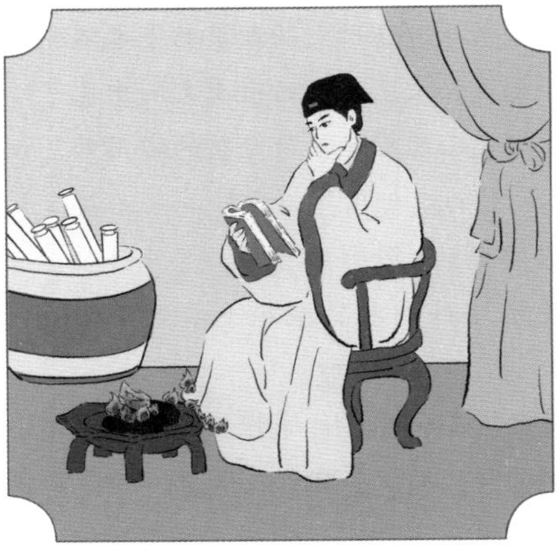

然后责骂我的鼻子："鼻子的职责就是辨查细微的气味，衣服燃烧的气味够浓烈了，你愚钝不知，还要你做什么呢！"鼻子回答我道："您自己不懂保养身体，随意脱掉棉衣，感受风寒，导致体内经脉郁滞，气机不畅，而使我的功能受损，以至于引火烧身却毫无察觉，这归根结底是您的过失啊。秦二世胡亥昏庸无能，赵高才能弑杀他；隋炀帝杨广骄奢淫逸，虞世基就能放肆作恶。树木内部如不空虚，蚂蚁从哪里聚集呢？如果把自己修炼得过硬，又有什么罪恶能得逞呢？所以您不责备自己没有保养好身体，却一味责骂我，我如何能忍？"我仰面叹息，低头愧思，弃去炉火，聚精会神，调养正气，不久鼻疾果然痊愈。

**中医的整体观**

局部的鼻子功能出了问题，是身体整体出现功能失调的一个反应，这便是中医学的"整体观念"，它包括两个方面，即人体是一个有机的整体，人与自然界是一个有机的整体。中医学非常重视人体自身的统一性、完整性及其与自然界的整体关系，认为人体是一个有机整体，构成人体的各个组成部分在生理和病理上都是相互影响的，任何症状的出现都与内在相关脏腑功能失调有关。人体的生理功能和病理变化还与季节气候、昼夜晨昏、地域方位等自然环境因素有关。此外，社会环境也对人的心理、精神等有一定影响，从而最终影响身体机能。所以中医治病要讲究"三因制宜"，即因时制宜、因地制宜和因人制宜，这都是中医整体观念的体现。

## ▶ 故事八

### 赃物能言

清代名医费绳甫，有临证经验，善治疑难杂症。荆州知府吴宝俭曾经突然得了一个怪病，凡接触他人行贿于他的物品，就能听到该物品与他讲话，说“汝不可将我据为己有，否则将有灾祸降临”，并给他讲道理。起初吴宝俭觉得不过是自觉心虚所致，心中仍想要贪占受贿物品，结果又听到这些物品高声骂他，使他夜不能寐，且不由自主地在白天于大庭广众之下自述受贿物品来源，仿佛说的是别人干的事情。家里人认为他是被

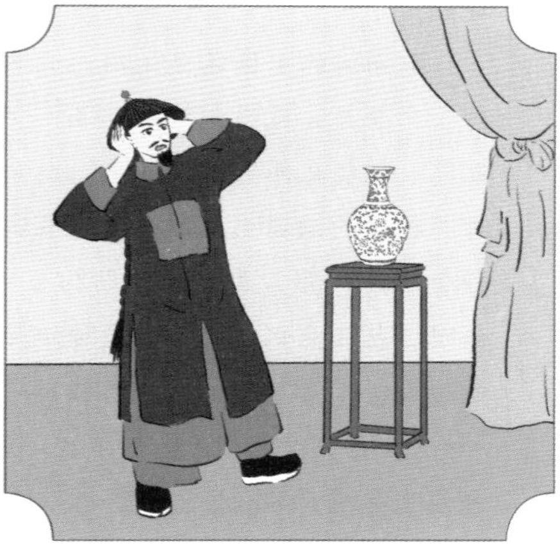

鬼异邪祟附体，便找来巫术道士驱鬼，却没有任何效果，用各种药物治疗也没有好转，便专程找费绳甫求治。费绳甫不愧是名医，吴宝俭服用了他开的六副药后，顿时痊愈。吴宝俭便向费绳甫请教，是什么药方效果如此神奇，费绳甫说：“肝主藏魂。欲望无所节制，肝阳升越无制，神魂飞越，附物而言。我便用清化痰火、制约肝阳之法。不过此次疾病虽愈，请慎独律己，否则复发，更加难治。”吴宝俭幡然醒悟，从此痛改前非，爱民如子，御贿物于千里之外，后升任京官，深得百姓赞服。

**中医的“形神一体观”**

平民皇帝刘邦在病重后，认为生病是上天的意愿，失去了积极治疗的精神力量，意志松懈不坚，从而任由疾病发展加重；而吴宝俭知错肯改，痛改前非之后，神志和身体功能恢复了和谐顺畅。因此可以看出，人的精神状态与身体内在病理因素和疾病发展转归密切相关，这就是中医学的重要学术思想——“形神一体观”。

前面讲的中医学整体观念的内涵是“整体观念”，即人与自然界是一个整体，是自然的一部分；人体内部的各个器官、组织、经络、孔窍、功能之间也相互联系，也是一个整体。而人的思想、意识、精神与机体的病理生理同样也具有密切的联系，这就是中医所说的“形神合一”。“形”即人体的结构与功能，“神”是生命活动的主宰和总体观，包括意识、思维和精神活动，形是神的藏舍之处，神是形的生命体现，二者互相依存又互相制约。《类经》云，“无神则形不可活”“神去离形谓之死”，反之亦然，形的强弱直接决定神的状态。《黄帝内经·灵枢》曰，“五脏安定，血脉和利，精神乃居”；明代《景岳全书》也指出“内形伤则神气为之消靡”，即形伤则致神乱，如脾胃不和则可致失眠多梦，心脾两虚则可致悲伤抑郁，肝阳上亢可致暴怒癫狂，痰蒙心窍可致神昏谵语，心胆气虚可致心悸惊恐等。而在上面的故事中，患者先是由于欲望无所节制导致“神乱”，“神乱”影响了“肝主藏魂”的功能，而肝不藏魂的“形伤”又导致了新的精神错乱。故事七、八充分解释了中医的“形神一体观”。

## 四、志趣建德

“志于道，据于德，依于仁，游于艺。”（《论语·述而》）

【释义】人要立志高远，树立崇高的人生信仰和理想信念，言行举止要有道德约束，为人行事要宽容仁爱；要有健康的兴趣爱好及才艺来陶冶内心。

“游于艺”，人的兴趣爱好与其品德性格和生活态度是密切相关的，同时也会影响人的品格道德。读书、写作、琴棋书画等积极健康的文体活动都有利于高尚人格的培养和塑造。腹有诗书气自华，一个人的精神面貌、气质谈吐能反映出他的素质和修养。苏轼在《记黄鲁直语》里说：“士大夫三日不读书，则义理不交于胸中，对镜觉面目可憎，向人亦语言无味。”意思是士大夫三天不读书，义和理就不存于心中，对着镜子觉得自己的面目可憎，跟别人说话也没有滋味。曾国藩说：“书味深者，面自粹润。”多读书、读好书，是修身养性、提高政治素养和文化品位，为自己筑起防御低级趣味思想防线的重要途径。

孔子曰：“君子食无求饱，居无求安，敏于事而慎于言，就有道而正焉，可谓好学也已。”意思是君子不追求饱食终日，不追求安逸无忧，对事业勤奋敏锐，谨慎言语，接近有道德学问的人，并向他学习，匡正自己的不足，就可以称得上是好学了。这是《论语》中对君子的日常言行的基本要求。不要追求物质享受，贪图安乐，而是要把注意力放在有意义的事情上。人活着不仅仅是为了求得饱暖安逸，还应该有一种对理想的追求精神。有了这样的理想，就不再沉溺于物质的欲望，而是致力于对精神富足的追求。

明朝政治家、文学家宋濂在《送东阳马生序》中写道，自己出身贫寒，求学时，相比于那些衣着昂贵华丽、饮用珍馐美食的富家子弟，他素食旧衣而“略无慕艳意，以中有足乐者，不知口体之奉不若人也”，即他没有丝毫羡慕，因为心中有自己的乐趣追求，便不感到口腹身体的享受不如别人。有崇高的理想信念追求和正当的兴趣爱好，不仅仅是精神的一种高尚的境界，对于身体健康的意义也非常重大。孟子曰：“养心莫善于寡欲。”意思是没有比减少各种欲望更好的修养内心的方法了。很多人就是因为贪欲攀比，过度追求身外之物，最终利令智昏，堕入万劫不复的深渊。修养心性的最好办法就是减少享受的欲望，寡欲清心。

《道德经》曰："见素抱朴，少私寡欲。"只有心怀朴实，少私心、淡欲望，方能行稳致远。理想信念是思想和行动的"总开关"，爱好兴趣是理想信念在一个人生活中的体现。毛泽东同志在《纪念白求恩》中写道，要做"一个高尚的人，一个纯粹的人，一个有道德的人，一个脱离了低级趣味的人，一个有益于人民的人"，"脱离了低级趣味"意味着要拥有健康的兴趣爱好。党员干部的党性修养也需要追求健康的生活情趣和爱好，而且要适可而止，"千里之堤毁于蚁穴"，任何事情的发展都是一个从量变到质变的过程，"勿以恶小而为之"，从善如登，从恶如崩，有的时候，不良的兴趣是破防的爆破点。

《黄帝内经·素问·上古天真论》就明确了人的健康状态与心理精神因素和社会因素的密切关系，要保持良好的健康状态，就要"志闲而少欲，心安而不惧，形劳而不倦，气从以顺，各从其欲，皆得所愿。故美其食，任其服，乐其俗，高下不相慕"，指出除了要避免感受自然界中各种生理性致病因素，在精神心理方面，要做到心态安闲少欲望，心境安定不忧惧，形体劳动不疲倦，只有安闲清静，不贪不求，才能令体内真气和谐。不要去攀比，以自己所食用的食物为甘美，所穿着的衣服为舒适，所处的环境为安乐，不因地位的尊卑而羡慕嫉妒。

领导干部要保持高尚情操和健康情趣，慎独慎微，秉公用权，清正廉洁，不谋私利，严格要求亲属和身边工作人员。对领导干部来说，生活情趣和爱好不仅是个人的事，也和工作、事业紧密相连，必须高度重视，自觉接受组织的监督、群众的监督和舆论的监督。党员领导干部保持高尚道德情操和培养健康的生活情趣关系到党和人民事业，应充分认识生活作风建设的重要性和紧迫性，加强思想道德修养，培养健康的生活情趣，正确选择个人爱好，始终保持共产党人的政治本色。

## ▶ 故事一

### 楚太子病

西汉辞赋家枚乘在《七发》中讲过一个兴趣爱好与身体健康之间的故事，讲的是楚太子患病，精神萎靡不振，吴客前去探望。吴客指出楚太子之所以生病，源于养尊处优，过度贪图享乐，精神堕落涣散。这样的病不是一般的药物和针灸可以治愈的，只能“以要言妙道说而去也”，要“论天下之精微，理万物之是非”，即听取博学有智慧的庄周、杨朱、墨翟一类人物议论天下精深微妙的道理，明辨万事万物的是非曲直，心中有这样的追求，人才能焕发生机。果然，楚太子在听从吴客诤言的过程中，慢慢“阳气见于眉宇之间，侵淫而上”，一直到最后“涊然汗出，霍然病已”，即先是阳气、精气、精神头出现在眉宇之间，并散发到整个面部，最后楚太子出了一身汗，感觉全身旷日持久的病症瞬间消失。

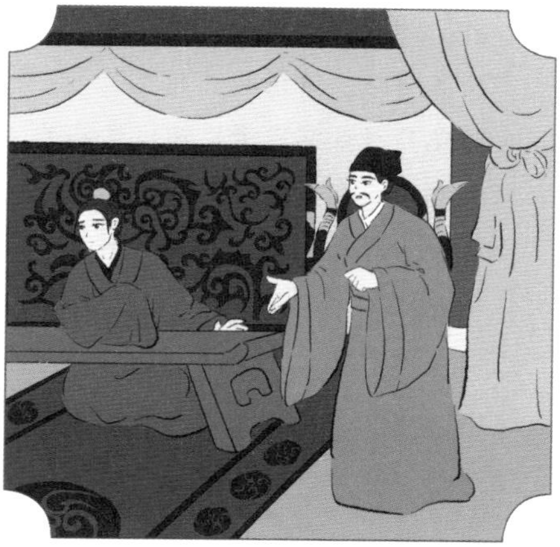

《七发》中的这个故事也曾受到毛泽东同志的高度重视。毛泽东同志还专门写了一篇短文《关于枚乘〈七发〉》：“枚乘所说，有些像我们的办法，对犯错误的同志，大喝一声：你的病重极了，不治将死。然后，病人几天，或者几星期，或者几个月睡不着觉，心烦意乱，坐卧不宁。这样一来，就有希望了。”

### "精、气、神"三宝

中医判断人体的健康，不外乎"精、气、神"三个方面，人的健康和疾病都和"精、气、神"有着密切的关系。中医称"精、气、神"为三宝，一个人的正气充实于体内，致使邪气不能干扰侵犯身体使其得病。所谓的"正气"，也就是我们现代人说的免疫力；"邪"指的是各种致病因素。人体发病关系到正气和邪气两方面，正气不足是发病的内在基础，邪气是发病的重要条件，正邪斗争的胜负决定发病与否。强壮的正气存于体内，任何邪气都不可能入侵致病，而邪气之所以能够侵犯致病，一定存在正气虚弱的情况。中医认为，发病如此，治疗也是如此，治病除了要注意祛邪，还应扶助人体自身的正气，所以中医的智慧就在于不仅关注疾病，更关注人的身心。中医理论讲"固本培元"才能抵御外邪致病因素，"本"和"元"就是根本、灵魂、元气，一个人只有补足"精神钙质"，坚定理想信念，提高道德修养，才能补足自身的元气，才能有充足的"精、气、神"，从而保持旺盛的生命力。

## ▶ 故事二

### 醉翁失意

《醉翁亭记》的作者为北宋政治家、文学家——一代文宗欧阳修。他因积极参与庆历新政改革，触犯了当权者的利益而被贬。他刚直不阿，却被很多同僚打压排挤，长期郁愤难抒，患上"幽忧之疾"，也就是如今常说的抑郁症。当时，欧阳修虽多方求医，却不见病情好转。为了排遣苦闷，他在闲暇之余跟随好友孙道滋学琴。不知不觉间，抑郁旧疾竟然痊愈了。庆历七年，欧阳修的好朋友杨寘由于屡试不第，久之便抑郁成疾，欧阳修得知后，就写了《送杨寘序》介绍自己疏导情绪的经历，文中写道："予尝有幽忧

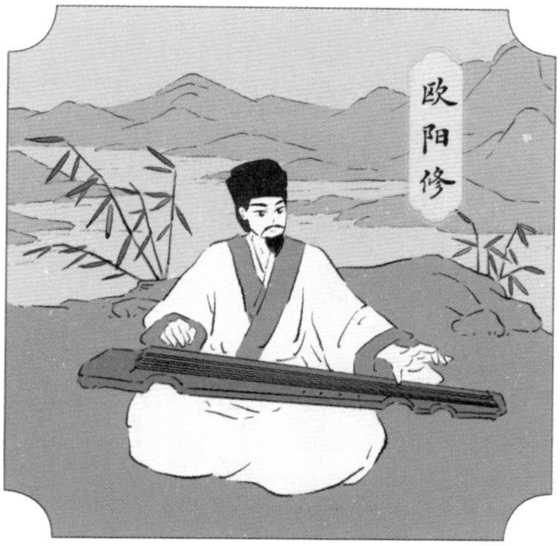


之疾，退而闲居，不能治也。既而学琴于友人孙道滋，受宫声数引，久而乐之，不知疾之在体也。”也就是说，自己的抑郁症通过陶醉于弹练古琴而自愈了。其实不仅是音乐，适当的兴趣爱好也可以舒缓紧张焦虑的情绪，所以欧阳修晚年以“六一居士”为名号，其意为一老翁寄情于一万卷书、一千卷古金石文、一张琴、一局棋、一壶酒。

**中医的音乐疗法**

中医的音乐疗法又叫“五音疗法”，是根据中医阴阳五行理论和五音对应，应用宫、商、角、徵、羽五种不同音调的音乐来治疗相关的疾病，一般多用来治疗由于社会心理因素所致的身心情志类疾病。《黄帝内经》的《灵枢 · 邪客篇》提到“天有五音，人有五脏；天有六律，人有六腑”，这说明五音（宫、商、角、徵、羽）与人体的五脏六腑、“喜、怒、忧、思、恐”五种情绪有着对应关系。五音分别对应于五脏调养的种种关系。

中国音乐疗法的历史可以追溯到遥远的古代，原始歌舞实际就是一种音乐运动疗法，对舒缓恐惧焦虑、畅达筋脉气血、调理心身健康作用显著，而且简单易行。《礼记》中的专篇《乐记》是我国最早、影响最大的音乐理论专著，其中就记载了音乐对于心身健康的意义：“乐者乐也，琴瑟乐心；感物后动，审乐修德；乐以治心，血气以平。”

## ▶ 故事三

### 舞动强身

“闻鸡起舞”说的是东晋的祖逖在年轻时就很有抱负，早上听到鸡鸣就起床练剑。那练剑为何称为“舞”呢？其实，中国古代的舞蹈有“软舞”和“健舞”两大类。“软舞”多为轻歌曼舞，优美婉柔，节奏舒缓，又称“文舞”；“健舞”动作矫健，节奏明快，刚劲有力，又称“武舞”。而“剑舞”是“武舞”的代表。剑舞是一种历史悠久的民间舞蹈，因执剑器而舞得名。表演者用飒爽健美的舞姿旋转挥舞剑器，动作英武、韵律优美，舞者怡然自得，观者赏心悦目。剑舞在汉唐时代最为流行，也成为一种健身和抒情的技艺。

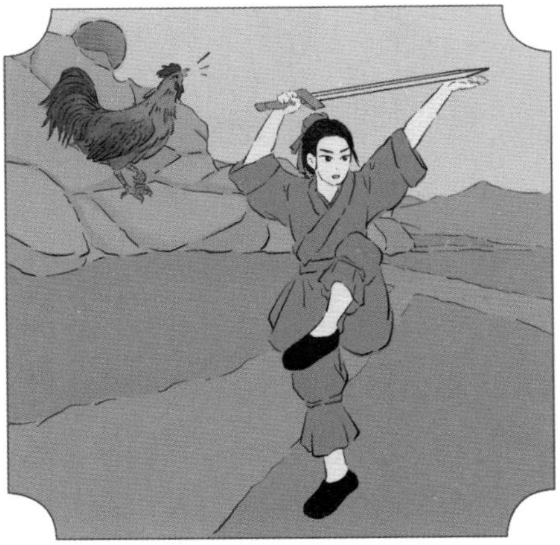

大诗人杜甫曾作《观公孙大娘弟子舞剑器行》来描写童年时观看公孙大娘舞剑的情景。公孙大娘是唐代最杰出的剑器舞蹈家，她既精通剑术，又有高超的舞蹈技巧。她的剑器舞达到了出神入化的境界，迅疾、豪放、造型美妙、气势恢宏。杜甫在诗中用“羿射九日落”“骖龙翔”描写公孙大娘的高超舞技，并以书法家张旭因观看公孙大娘舞剑而书法技艺大有长进之故事以点缀。杜甫的神来之笔让公孙大娘英姿飒爽的舞姿跃然纸上。

唐朝另一位剑舞的代表人物是大将军裴旻，他的剑舞技艺也十分有名，他的剑舞与李白的诗歌、张旭的草书被御封为大唐“三绝”，许多诗人都赠诗给他，将他称为“盛唐第一剑客”。唐代乔潭就曾作散文《裴将军剑舞赋》，生动描写了裴旻豪放优美、气势

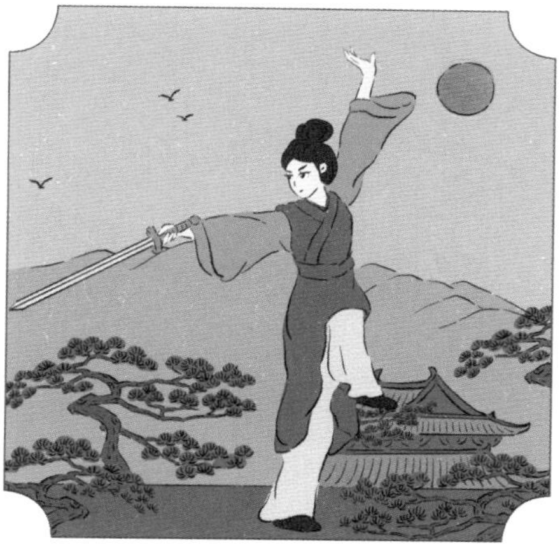

恢宏的剑舞技艺。据唐代《历代名画记》记载，画家吴道子因观看裴旻剑舞，画思泉涌，如有神助，画成了一幅“为天下之壮观”的壁画。而书法大家颜真卿也曾称赞裴旻的剑舞如“游电”。据《孔子家语》记载，子路戎装见孔丘时，就曾拔剑起舞；鸿门宴“项庄舞剑，意在沛公”的故事里也有关于剑舞的描写：“军中无以为乐，请以剑舞……项庄拔剑起舞，项伯亦拔剑起舞，常以身翼蔽沛公。”而山东和四川等地的汉画像砖上也有挥剑独舞或对舞的图案。

在剑舞艺术家辈出的大唐盛世，上至宫廷贵族，下至民间黎庶，掀起了一场剑舞热潮。

## ▶ 故事四

### 动以养身

历史上很多名人都有运动的爱好和习惯。孔子不仅是我国的圣儒，还精通射、御等多种运动技能，射即射箭技术，御即驾驶马车的技术。《礼记》中说孔子“射于矍相之圃，盖观者如堵墙”，意思是围观孔子射箭的人多得像是一堵墙，可见其射箭技艺的精湛。《淮南子》中记载孔子“足蹑狡兔，力招城关”，描述孔子跑得非常快，甚至可以追上野兔，力气大得都可以把城门抬起来。孔子活到了七十三岁，这在“人生七十古来稀”的春秋时期称得上高寿了。孔子不但自己坚持健身，还要求三千弟子们也必须学会射箭、驾车等基本技能。

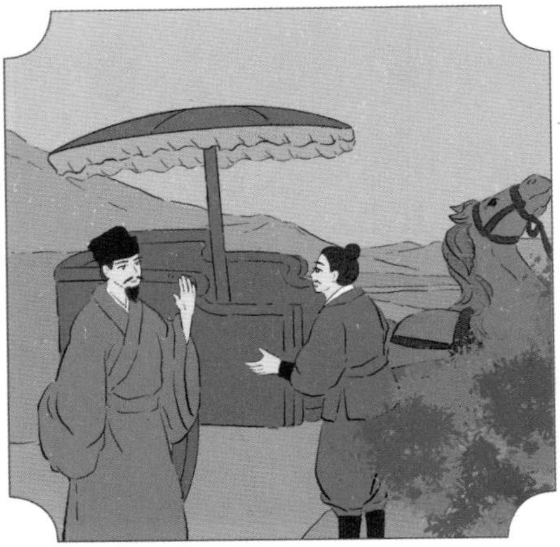

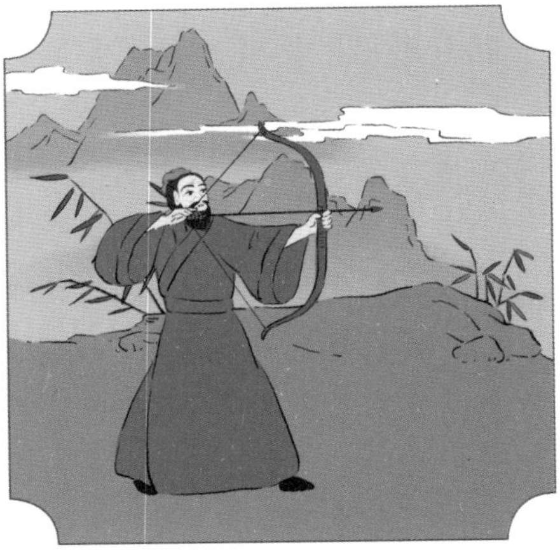

《资治通鉴》中记载，东晋大诗人陶渊明的曾祖父陶侃是一名武将，曾在家里放了一大摞砖，每天早上把砖搬到外面，傍晚再把砖搬回去。旁人见了不解，便问其缘由。陶侃说："吾方致力中原，过尔优逸，恐不堪事，故自劳耳。"这句话的意思是，我正在致力于收复中原失地，若过分悠闲安逸，唯恐不能承担大事，所以要坚持自己锻炼身体啊。

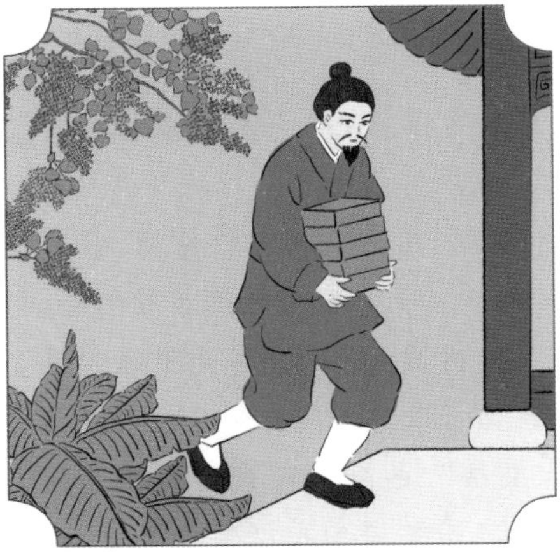

陆游的锻炼方法是"长啸"。古人长啸，是用嘴吹响亮而有韵律的声响。最好按照某个词牌的调子去吹，一口气吹半阕，两口气吹完整个词牌。长啸有助于增强肺活量，放松身心，保持好心情。陆游晨起长啸："月淡星疏天欲晓，未妨清啸倚胡床。"晚上临睡前也要长啸："推枕中夜起……独效孙登啸。”长啸让陆游保持了非常好的状态，他曾写诗云“玉函肘后了无功，每寓奇方啸傲中”，意思是《玉函方》《肘后备急方》有那么多医书中的方药，都不如长啸的作用大。

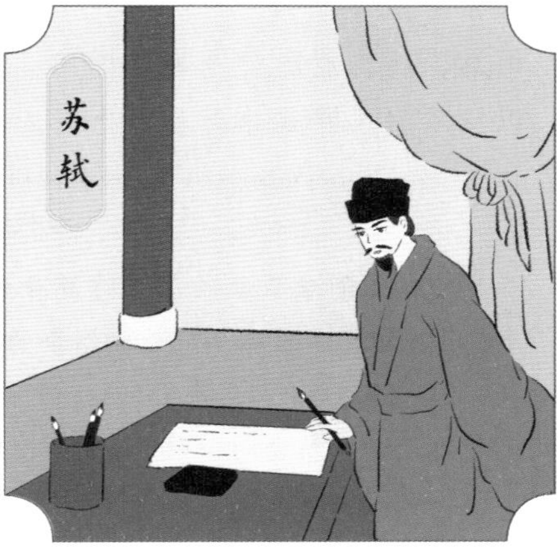


苏轼是历史上公认的文学大家，同时他在养生保健方面也很有研究。《东坡志林》中记载，苏轼曾提出“无事以当贵，早寝以当富，安步以当车，晚食以当肉”的保健理念。“无事以当贵”是指不过度追求功名利禄就是高贵；“早寝以当富”是指作息规律，早睡早起就是财富；“安步以当车”指不要过度安逸，要多以步行来替代骑马乘车；“晚食以当肉”指饿的时候吃饭，即便粗茶淡饭也如同大鱼大肉一样甘美。在体育运动方面，苏轼尤爱晨练跑步。“晨兴疾趋必十里许，气损则缓之，气匀则振之，头足皆热，宣通畅适，久久行之，当自知其妙矣。”这句话的意思是一定要跑五公里左右，气喘得受不了时就慢下来，缓过来后再继续加速跑，要达到头和脚都发热，这样血脉更为通畅，长此以往，就能体会到其中的益处了。苏轼认为“善养身者，使之能逸而能劳，步趋动作，使其四体狃于寒暑之变，然后可以刚健强力，涉险而不伤”，即要想身体强健，就必须要多运动，使身体习惯于风霜雨雪。

苏轼一生仕途坎坷，颠沛流离，基本一生都是在被贬谪的途中度过的，但他每到一处，就寄情于当地的山水美食，醉心于诗词书画，以保持良好的心态。苏轼的养生经验也会对现代人也有诸多启发。

苏轼还曾作《教战守策》一文，分析了王公贵人为何经常生病，而农夫小民却往往身体强健。“农夫小民，盛夏力作，而穷冬暴露，其筋骸之所冲犯，肌肤之所浸渍，轻霜露而狎风雨，是故寒暑不能为之毒。今王公贵人，处于重屋之下，出则乘舆，风则袭裘，雨则御盖圆”，意思是农民常年劳作，身体经受风吹、日晒、雨淋，所以能耐受寒暑的变化，而王公贵人们则太过娇生惯养，所以就不耐风寒暑热而容易生病。

**古代导引术**

以上介绍了古代常见的健身方式。我国古代有一种将呼吸运动（导）与肢体运动（引）相结合的养生术，与现代的保健体操相类似。“导”指“导气”，导气令和；“引”指“引体”。导引是呼吸运动和躯体运动相结合的一种体育疗法。祖国医学认为，人是一个有机的整体，由经络贯通上下，沟通内外，内属于脏腑，外络于肢节。根据中医经络学说所创的“导引”，速度缓慢，动作柔和，可以促进经络对脏腑的联系与调节，现代研究也证实“导引”能够增强人体微循环，增加物质和能量的交换，改善神经-体液调节功能，对神经系统、消化系统、呼吸系统、心血管系统及运动器官都有良好的调节作用，从而达到益智强身的目的。

导引术源于上古的舞蹈动作。春秋战国时期，导引术获得了长足的发展，马王堆三号汉墓出土的《导引图》中的四十多种姿势，便是对先秦导引术的总结。导引术作为一种独具特色的养生方法，历代皆有发展，三国时期的华佗把导引术式归纳总结为五种方法，名为“五禽戏”，即虎戏、鹿戏、熊戏、猿戏、鸟戏，比较全面地概括了导引疗法的特点，且简便易行，对后世医疗和保健都起到了推进作用。

## ▶ 故事五

### 竞逐细腰

《礼记·缁衣》中讲“上有好者，下必有甚焉者矣”，意思是在上位的人爱好什么，下面的人必定对此更加爱好。上行下效，古代皇帝宫廷里的喜好也会影响带动下级官员乃至民间的喜好，从而引发一系列的连锁反应，所以古代的明君会非常注重自己的喜好是否得当。若君王有不良的嗜好，则会导致不好的后果。例如，《墨子·兼爱》记载，从前楚灵王喜欢男子有纤瘦的腰身，所以朝中大臣为了迎合大王的喜好，获得宠信，

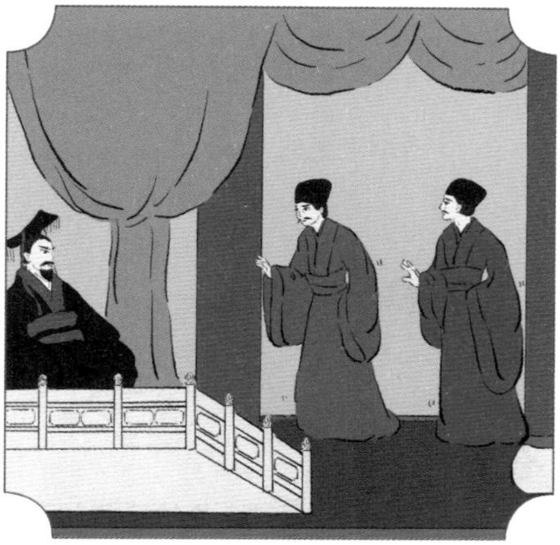

每天只吃一顿饭，以达到瘦腰的目的。不仅如此，每天起床穿衣，还要先屏住呼吸收腹，然后用绑带将腰部束紧，以至于都得扶着墙壁站起来。等到第二年，上朝时，满朝文武都变得面色黑黄。

**中医的“察颜观色”**

一个人的面色与他的健康状态是密切关联的。上面的故事里，官员们为了谄媚楚灵王，投其所好，过度节食，造成营养不良、气血不足，从而出现面色黑黄的结果。这充分说明面色是脏腑气血功能状态的直接反映。面色包括面部的颜色与光泽。中国人的正常肤色是红黄隐隐、明润含蓄。由于体质肤色的个体差异，所处生活及工作环境、季节、地理等因素的不同，每个人的面色可以有略黑或稍白等差异，但只要明润光泽，就属于正常健康的面色。

颜色与光泽两方面的异常变化是人体不同病理状态的表现。不同的病色反映着不同的病证，是否具有光泽则反映着机体精气的盛衰，所以“察颜观色”对诊断疾病的轻重和推断病情的进退有较为重要的意义。

## ▶ 故事六

### 亡国之珠

与好细腰的楚灵王相反，宋仁宗则非常注重自己的喜好是否会造成不良影响。《渔隐丛话》记载，庆历年间，广州呈送到皇宫一批珍珠，宫里将这些珍珠制作成精美的首饰、服饰，嫔妃们争相索要佩戴这些华丽的珍珠饰品，以至于引起达官贵族和民间的纷纷效仿，还有很多官员买珠谄媚，从而导致“珠价腾涌”，即珍珠的价格大涨。宋仁宗觉得这不是一件好事，珍珠价格过高，必定会导致盛产珍珠地区的采珠百姓承受更重的珠赋。一天，宋仁宗在内殿花园中赏花，张贵妃将所得的珍珠饰物装扮一身，想要在众嫔妃面前炫耀，宋仁宗见状便趁机说：“满头白纷纷，更没些忌讳。”意思是你白晃晃的一身珍珠，弄得跟穿素服一样，多不吉利啊！接着让众嫔妃各簪牡丹一朵，从此后宫内嫔妃都不敢佩戴珍珠了，然后“珠价大减”。宋仁宗统治期间，之所以能够实现国力昌盛，必定与他注重

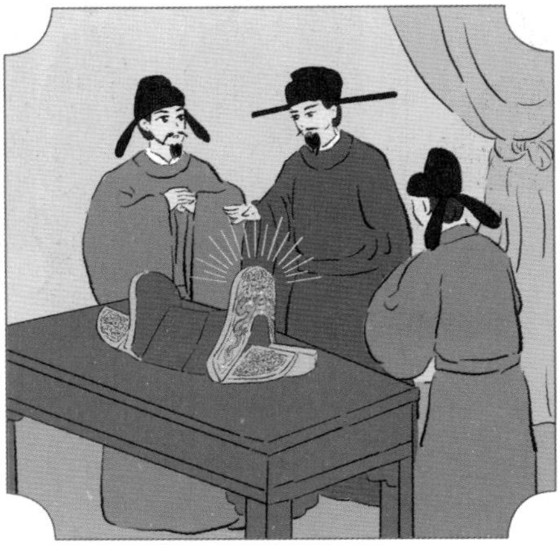

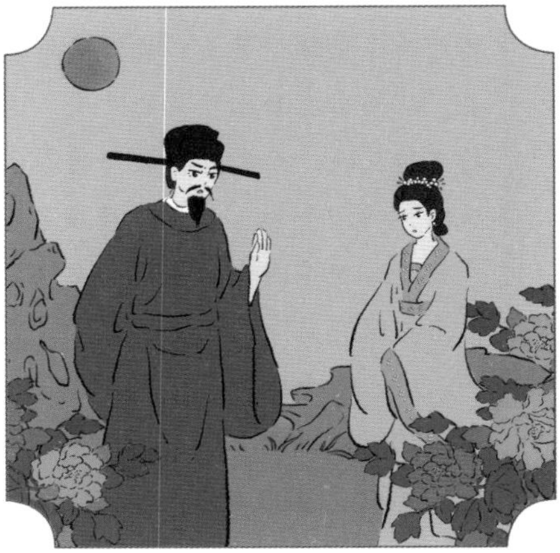

控制自己的喜好，不劳民伤财有关。

而《续资治通鉴长编》记载过与南汉亡国君主刘鋹的一件与珍珠饰品有关的事情。刘鋹在位时，骄奢淫逸，玩物丧志，不理政务。他下令在盛产珍珠的合浦，置兵八千专门监督珠民海里采珠，并用采来的珍珠把宫殿装饰得华丽无比，而因采珠溺死的珠民则不计其数。后宋太祖征讨岭南，刘鋹投降称臣，当宋太祖看到刘鋹让工匠用珍珠制作的一件游龙状马鞍时，感叹道："刘鋹好工巧，习与性成，若能移治国家，何致灭亡。"意思是刘鋹追求巧夺天工技艺的喜好，已经变成了他的秉性，他如果能把这些喜好和心思移用到治理国家上，何至于亡国！

**珍珠**

故事里提到的珍珠，不仅是一种贵重的珠宝装饰品，更是一种常用的药材。李时珍在《本草纲目》中记载，以珍珠"涂面，令人润泽好颜色……除面斑……令光泽洁白"，即珍珠粉外用具有祛斑美颜的功效，珍珠外用还能治疗咽喉口舌生疮，疮疡久不收口的病症，若目生翳障，也可以用珍珠液滴眼治疗。此外，珍珠还具有镇心安神，养阴熄风、清热坠痰、去翳明目等功效，可以治疗心悸怔忡、多梦易惊、惊风搐搦、烦热消渴等症。而珍珠贝的壳即珍珠母，也是一味常用的中药，具有平肝潜阳、清肝明目、镇惊安神的功效，常用于失眠多梦、癫狂惊痫等疾病的治疗。

## ▶ 故事七

### 健身核桃

文玩核桃起源于汉隋，流行于唐宋，盛行于明清，把玩核桃最初的目的是利用核桃硬壳的凸起和棱角，在手上揉、搓、捏、滚，以刺激掌上穴位，以起到舒脉通络、强身健体的功效，民间有民

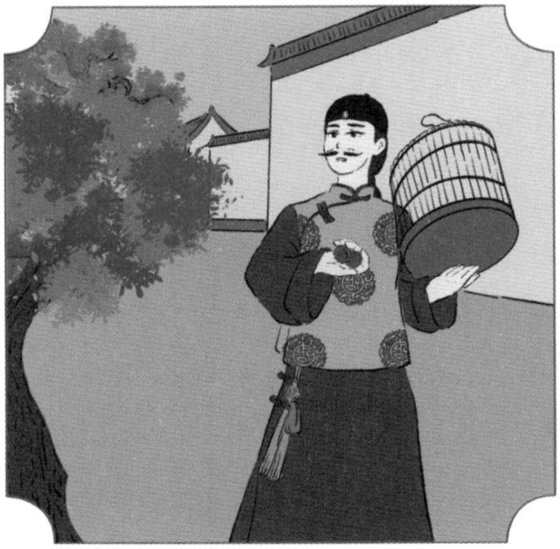

谣："核桃不离手，能活八十九。超过乾隆爷，阎王叫不走。"在日复一日的常年把玩中，一对普通的核桃变得表面光亮，成了一件不错的艺术品，变成了昂贵并具有收藏价值的文玩核桃。

明清两朝，玩核桃达到鼎盛时期。明代皇帝朱由校不仅把玩核桃不离手，而且亲自操刀雕刻核桃，故有"玩核桃遗忘国事，朱由校御案操刀"的野史流传民间。到了清末，宫内玩赏核桃之风更甚，手中有一对好的核桃竟成了身价和品位的象征。当时，京城满清八旗曾有"贝勒手上有三宝，扳指、核桃、笼中鸟"之说。每逢皇上或皇后生日，大臣们会将挑选出来的精品核桃作为祝寿贺礼供奉。北京故宫博物院仍保存着十几对揉手核桃，其色泽为棕红色，分别存放在雕刻精美的紫檀木盒内，里面标有"某贝勒恭进""某亲王预备"等字样。本来，把玩核桃是一种简便易行的健身方法，却因为皇帝的过度喜好，使核桃成了官家和民间攀比的文玩。

**核桃**

《神农本草经》将核桃列为久服轻身益气、延年益寿的上品。唐代《食疗本草》中记述，吃核桃仁可以开胃，通润血脉，使骨肉细腻。《本草纲目》记述，核桃仁有"补气养血，润燥化痰，益命门，处三焦，温肺润肠，治虚寒喘咳，腰脚重疼，心腹疝痛，血痢肠风"等功效。现代医学研究认为，核桃中的磷脂对脑神经有良好的保健作用，核桃油含有不饱和脂肪酸，核桃仁中含有锌、锰、铬等人体不可缺少的微量元素。核桃仁的镇咳平喘作用也十分明显，冬季，对慢性气管炎和哮喘病患者疗效极佳。可见，经常食用核桃既能健身体，又能抗衰老。

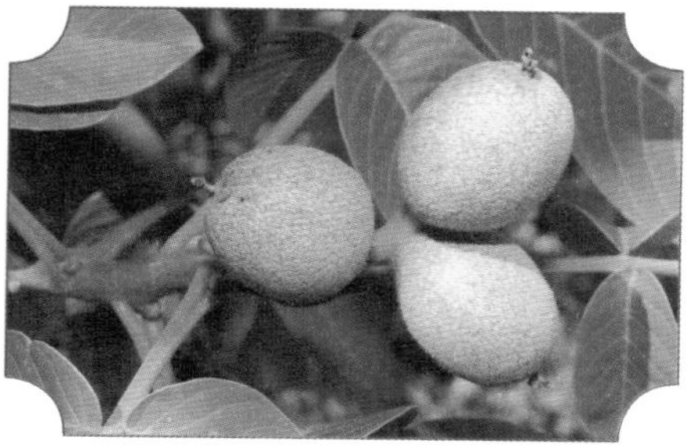

## 五、益友益德

"交友投分，切磨箴规。"（《千字文》）

【释义】结交朋友要意气相投，能在学习上切磋琢磨，在品行上互相诫勉规劝。

日常生活中，人际交往是不可避免的，友情更是弥足珍贵、不可或缺的。健康的人际交往是生存与发展的现实需要，也是能力素质和品德修养的体现。近朱者赤，近墨者黑，与什么样的人交往，选择在什么样的环境中成长，都能潜移默化、耳濡目染地影响一个人，最终往往会决定你成为什么样的人。因此，古有孟母三迁，管宁割席断交，都是注重交往环境和交往的人对自己品行影响的例子。所以汉代《大戴礼记》曰："省其出入，观其交友；省其交友，观其任廉。"意思是查看一个人经常出入哪里，就知道他都交往什么样的朋友；观察一个人交往什么样的朋友，就知道他是否清正廉洁。因此，要做一个高尚的人，就要守住自身的“交往关”。一定要弄清楚什么样的人能交，什么样的人不能交，什么样的人可以深交，把交往的时间和精力放到值得交的朋友身上。《论语·季氏篇》曰：“益者三友，损者三友。友直，友谅，友多闻，益矣。友便辟，友善柔，友便佞，损矣。”意思是说，对自己有益处的朋友有三种，有损害的朋友也有三种：正直的朋友、诚信的朋友、博学多识的朋友对自己是有帮助的，不走正道的朋友、善于阿谀奉承的朋友、满口花言巧语的朋友对自己是有害的。

曾国藩在家书中强调：“一生之成败，皆关乎朋友之贤否，不可不慎也。”诸葛亮在《出师表》中也说明了亲疏远近的利害关系：“亲贤臣，远小人，此先汉所以兴隆也；亲小人，远贤臣，此后汉所以倾颓也。”接触什么样的人，直接关乎一个人的事业发展。端正择友态度，慎择交友对象和社交圈子，既是对自己的负责和保护，也是提高自己修养和能力的重要前提。择善而交，慎独慎微，防患于未然。同时也要提高个人修养，以正能量影响和引导他人。

见贤思齐是一个提高自身素质与修养的好方法，与学识渊博、德才兼备的朋友交往可以让自己变得越来越优秀，敢于直言不讳、及时提醒、及时批评自己的朋友，才是值得交往的朋友。《论语·颜渊》曰：“君子以文会友，以友辅仁。”意思是君子用文章学问来聚集朋友，用朋友来帮助自己培养仁德。高尚的人会以学识与文采来结交朋友，通过互相交流探讨来提升自己的品德与素养。《论语·里仁》讲“德不孤，必有邻”，有道德的人是不会孤单的，一定有志同道合的人与他相伴，我们熟悉的管鲍之交、俞伯牙钟子期的高山流水之交都是君子之交。君子之交淡如水，多交正派善良、乐观积极、充满正能量的朋友，多交意志坚定、敢于谏言、凝聚向心力的朋友，多交学识渊博、阅历丰富、见多识广的朋友，才能不断提高人生境界，这也是把交友与修身结合起来的一条途径。

### ▶ 故事一

#### 蓬生麻中

先秦《荀子·劝学》中，有一段文字讲述了选择朋友和立足环境的重要性。南方有一种名字叫“蒙鸠”的鸟，用羽毛做窝，还用毛发把窝编起来，把窝系在芦苇的穗秆上，有风苇穗即折断，鸟蛋被摔烂。这并不是因为鸟巢破损，而是因为筑巢的地方不对。西方有种叫“射干”的植物，生长在高山上，只有四寸高，却能俯瞰百仞深渊，正是因为这种植物选择了高的环境。蓬草夹生在直挺的麻秆当中，不用扶持也能挺立，而白沙混进了黑土里，就被染成黑色了。兰槐的根叫芷兰，沾染了污水，君子不靠近，平民不穿戴，这不是因为芷兰本身不香，而是被浸泡臭了。所以君子要选择纯洁的环境立身，选择和有道德的人交往，防微杜渐，保其中庸正直。

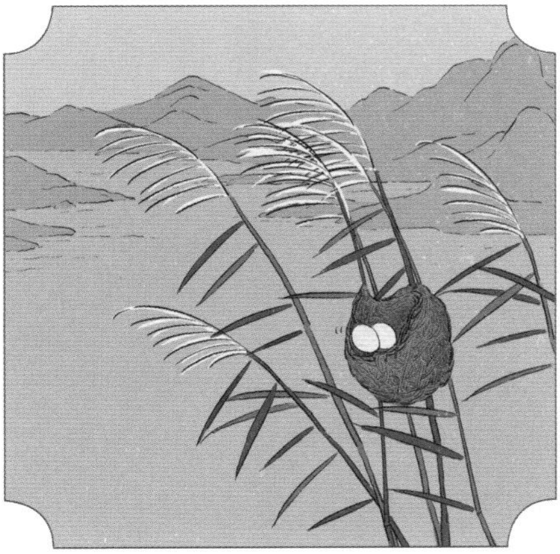

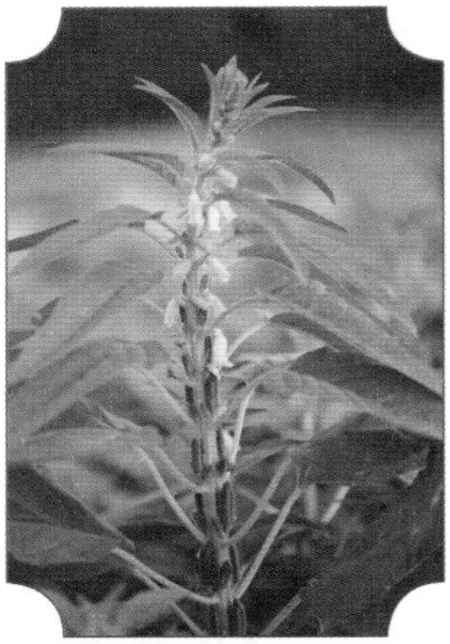

**黑芝麻**

人们常说“芝麻开花节节高”，芝麻在古时候被称作“八谷之冠”。自古以来，黑芝麻就作为养生食品为世人所知，被誉为“仙家食品”，是滋补肝肾的“佼佼者”，具有养发润发、补血养颜、明目补肝、润肠生津等多种功效。李时珍在《本草纲目》中盛赞黑芝麻的功效曰：“服黑芝麻百日，能除一切痼疾。”

## ▶ 故事二

### 墨悲丝染

君子之德，要洁身自好，要出淤泥而不染。《墨子·所染》记载了这样一件事。曾经，墨子看到雪白的丝线被染料染成不同的颜色，悲叹曰：“染于苍则苍，染于黄则黄……故染不可不慎也。”墨子以此来说明选择朋友和环境的重要性。舜受到许由、伯阳的熏染，禹受到皋陶、伯益的熏染，汤受到伊尹、仲虺的熏染，武王受到太公、周公的熏染。这四位君王“所染当”，即接受了好的熏染影响，所以能平定天下，被拥为天子。而夏桀受到干辛、推哆的熏染，殷纣受到崇侯、恶来的熏染，周厉王受到厉公长文和荣夷公的熏染，周幽王受到傅国公夷和蔡国公谷

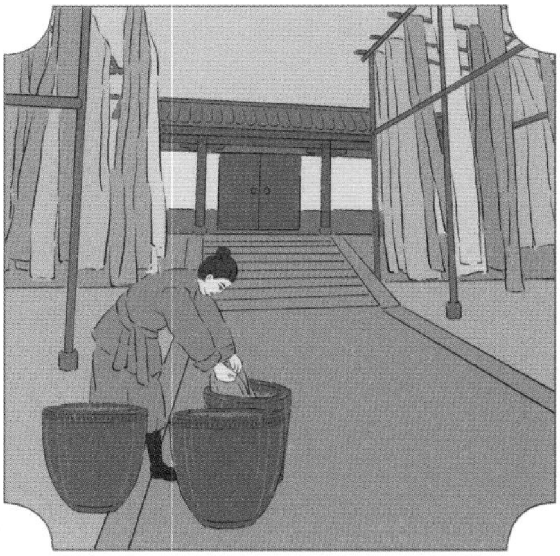

的熏染。这四个君王"所染不当"，则国破身亡，受到刑戮。

**能做染料的中药**

染料在生活中是必不可少的，织物、食品、纸张、颜料、美发彩妆等都需要"五光十色"。很多化学染料对人体有致癌和致敏等危害，因此天然植物染料染色日益受到关注。植物染色在中国已有几千年的发展历史。秦汉时期就有作为染料的植物的种植记载。

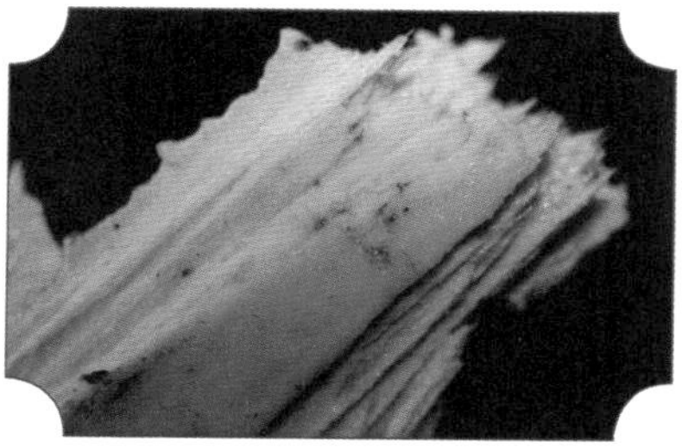

而很多中药材自古就具有染料和药物的双重身份，很多磅礴典雅的中国色都是由中药植物染成的，如红色系的红花、茜草、苏木，黄色系的栀子、姜黄、槐米、虎杖、黄连、黄柏、地黄、郁金，蓝色系的菘蓝、马蓝、蓼蓝，紫色系的紫草、桑葚、紫苏，绿色系的艾叶，黑色系的首乌、墨旱莲、皂角、五倍子等。中药植物染料有天然药香，还具有药用保健功效，如黄连清热燥湿、解毒抗菌，姜黄活血止痛、温通经脉，紫苏抗过敏等。首乌、墨旱莲等用于染发，兼具养发生发的功效。用中药材染制纸张、制作颜料，还具有防虫蛀、利于保存的优势，如以中药黄柏汁浸染纸张，又称"入黄"或"染黄"，这就是"青灯黄卷"中"黄卷"的由来。

## ▶ 故事三

### 良友如兰

西汉孔安国《孔子家语》记载，孔子对曾子说："我死之后，子夏会越来越有长进，而子贡则会日渐退步。"曾子问："为何这样说呢？"孔子说："子夏喜爱与比自己贤明的人在一起，子贡喜

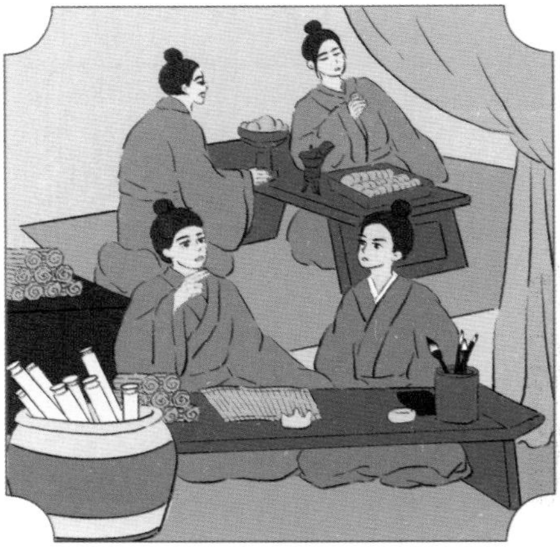

欢与才智比不上自己的人相处。不了解孩子的品性，看其父辈就能了解孩子；不了解本人，看他交往的朋友就知道他的为人；不了解君主，看他任用的官员就知道他是否明智；不了解土地的优劣平治，看它上面生长的草木就可以了。”所以说“与善人居，如入芝兰之室，久而不闻其香，即与之化矣。与不善人居，如入鲍鱼之肆，久而不闻其臭，亦与之化矣。丹之所藏者赤，漆之所藏者黑，是以君子必慎其所处者焉”，经常跟德学修养高的人在一起，就像沐浴在盛开芝兰的房间里，时间长了便闻不到香味，但本身已经变得馨香了；和德行低劣的人在一起，就像呆在卖咸鱼的货店中，时间长了也闻不到臭了，因为已经与周围环境同化了。放丹砂的地方，时间长了会变红；放黑漆的地方，时间长了会变黑。因此，君子必须谨慎选择自己的朋友。

**鲍鱼**

上文所说的有臭味的“鲍鱼”，可不是现在的鲍鱼。古时的“鲍鱼”是指用盐腌过的咸鱼，“鲍鱼之肆”就是卖咸鱼的店铺。所以，《史记》记载秦始皇巡游途中病死，李斯和赵高秘不发丧，当时刚好是暑天，为了掩盖尸体的臭味，就在随行的车上装满鲍鱼，“以乱其臭”。而今天所说的鲍鱼在古时叫“鳆鱼”，据《汉书·王莽》载，西汉末年，王莽军师外败，大臣内叛，郁闷不愿吃饭，每天就是喝酒，“啖鳆鱼”，即吃鲍鱼。曹植在《求祭先主表》中提到，父亲曹操生前“喜食鳆鱼”。鲍鱼肉具有滋阴清热、益精明目、调经润肠之功效，用于治疗劳热骨蒸、咳嗽、青盲内障、月经不调、带下、肾虚小便频数、大便燥结。

鲍鱼壳也是一味常用的中药，叫石决明，具有平肝潜阳、清肝明目的作用，常用于治疗头痛眩晕、目赤翳障、视物昏花、青盲雀目。

## ▶ 故事四

### 不蔓不枝

宋代文学家、哲学家周敦颐认为莲是“花之君子者也”，除了出淤泥而不染的高洁，还用“中通外直，不蔓不枝”写出了莲茎中正秉直、不生枝蔓互相攀附的特点，以此来比喻君子行为方正，不攀附权贵的高尚品质。正如孔子所说，“君子群而不党”，朋友间赤诚坦荡、志同道合，而不是拉帮结派、结党营私。欧阳修在《朋党论》中指出，君子之交淡如水，他们因志趣相投而结为朋党，去追求共同的目标；而小人则因利益所驱，各有所图，互相利用，而结为朋党，所以当利益已尽，便会一哄而散，甚至互相残害。

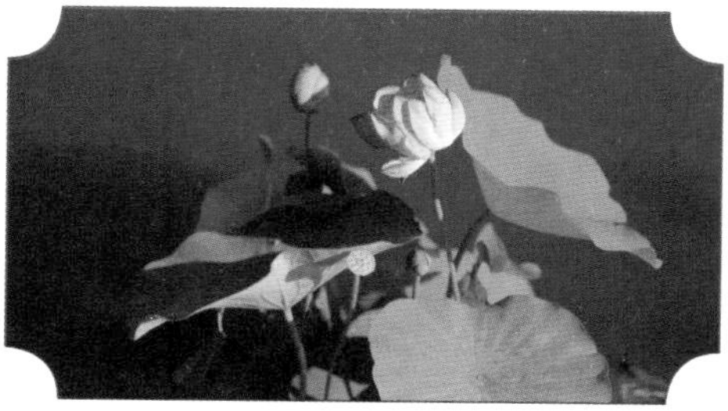

莲的全身都可入药。荷叶具有利湿解暑的功效；荷梗具有解暑清热、理气化湿、通气宽胸、和胃安胎等功效；莲须（即莲的雄蕊）能够清心益肾、涩精止血；莲子可以养心益肾、补脾涩肠，主治心神不安、肝肾亏损、脾虚腹泻等；莲子心（即成熟莲子的绿色胚芽）能够清心火，主治心火亢盛之口舌生疮、失眠等；还有藕节，即藕与藕之间的节部，通常被当作垃圾丢掉，但它也是一味价廉物美的中药材，具有止血、散瘀的功效，主治咳血、吐血等各种出血。

## 六、怀仁厚德

“爱人者，人恒爱之；敬人者，人恒敬之。”（《孟子·离娄章句下》）

【释义】爱别人的人，别人也永远爱他；尊敬别人的人，别人也永远尊敬他。

《孟子·梁惠王下》记载：“乐民之乐者，民亦乐其乐；忧民之忧者，民亦忧其忧。”意思是，以百姓的快乐为快乐的人，百姓也会以他的快乐为快乐；以百姓的忧虑为忧虑的人，百姓也会以他的忧虑为忧虑。也就是说，人民是国家的主体，只有乐民之所乐，想民之所想，急民之所急，才能得民心、顺民意，才能得到民众的拥护与爱戴。“水能载舟，亦能覆舟”，忘记了人民，脱离了人民，就会成为无源之水、无本之木，而无视人民，践踏人民，就是自取灭亡、自我毁灭。人民立场是中国共产党人奋斗的根本立场。习近平总书记在庆祝中国共产党成立 100 周年大会上的重要讲话中指出，中国共产党根基在人民、血脉在人民、力量在人民。① 回望中国共产党百年征程，从人民、国家、世界的三维视角，可以更深刻地理解中国共产党为中国人民谋幸福、为中华民族谋复兴的初心使命以及为世界谋大同的愿景。

### ▶ 故事一

#### 甘棠益咏

甘棠又称棠梨、杜梨。据《史记·燕召公世家》记载，召伯为西周初年著名的政治家，是周朝的三公之一，他一生经历文、武、成、康四代，为建立、稳定、巩固西周政权做出了突出贡献，

① 光明网《光明日报》（2021 年 07 月 02 月 02 版）《在庆祝中国共产党成立 100 周年大会上的讲话》[EB/OL].（2021-07-02）[2021-07-03]. https：//m. gmw. cn/baijia/2021-07/02/34965627. html.

是一位可以彪炳史册的风云人物。他在民间考察百姓实情时，从不搞任何排场劳烦当地官员和百姓。召伯曾经在出行巡察的途中，坐在一棵甘棠树下处理政务，审查老百姓诉讼之事，饿了就采食甘棠树的果子吃。召公去世后，百姓感怀召公的德政，爱护那棵甘棠树，不舍得砍伐，并作《甘棠》诗篇赞美召公。当代的每一个官员，也要像召伯那样严以律己、勤政爱民，为官一任就要造福一方。这样，才会“存以甘棠，去而益咏”，得到老百姓永远的爱戴和尊敬。

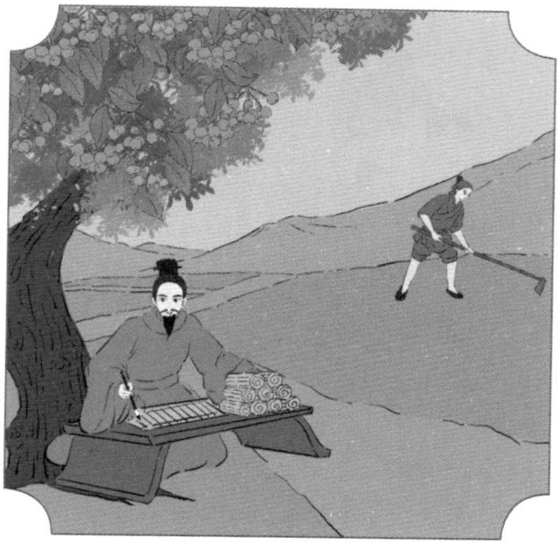

**甘棠**

甘棠果实入药，具有润肠通便、消肿止痛、敛肺涩肠及止咳止痢之效；杜梨根、叶入药可润肺止咳、清热解毒，主要用于治疗干燥咳嗽、急性眼结膜炎等症。杜梨可用来治疗皮肤溃疡，因含适量丹宁，故也可以用来酿造酒、醋和饮料。杜梨叶片中有较高含量的根皮苷，其降解物根皮酚能够有效抑制真菌等微生物的活动。同时，根皮苷是一种天然的非糖甜味剂，在糖尿病及其并发症的治疗中具有独特疗效，同时具有良好的抗氧化性。

## ▶ 故事二

### 珍果免贡

龙眼和荔枝一样，在交通不发达的古代，是一种罕见的水果。东汉永元年间，南海等地要往京城洛阳进贡龙眼、荔枝。《后汉

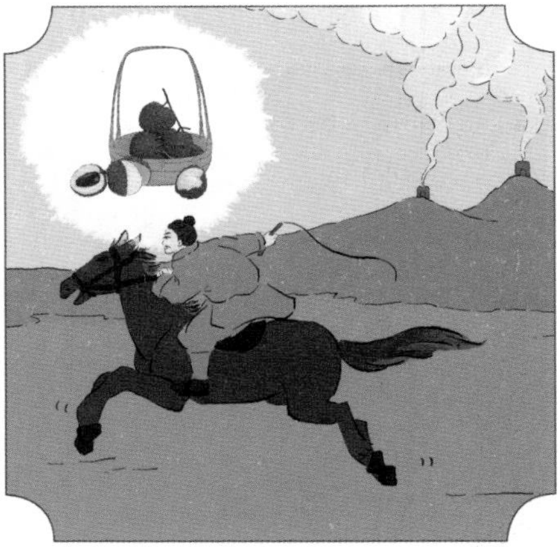

书·和帝纪》记载："旧南海献龙眼、荔枝，十里一置，五里一候，奔腾阻险，死者继路。"为了确保龙眼、荔枝新鲜，朝廷令地方设立沿途站点，日夜兼程，耗费了巨大的人力物力。送贡的必经之地——临武的县令唐羌向汉和帝进谏停止进贡，和帝欣然采纳，下诏"远国珍馐，本以荐奉宗庙。苟有伤害，岂爱民之本。其敕太官，勿复受献"。意思是千里迢迢、来之不易的珍馐美味，本来是祭祀祖先的佳品，如果因此给百姓带来了伤害，就失去了爱民的治国之本，以后不需要再进贡了。

汉和帝刘肇是东汉第四位皇帝，即位后勤勉政事，故有"劳谦有终"之称。他整顿吏治、减免赋税、关心民苦，对外则彻底平定西域诸国。当时的东汉逐步呈现出国泰民安、四夷宾服的局面，国力达到极盛，后世称之为"永元之隆"。

**桂圆**

桂圆又称龙眼，《本草纲目》记载"食品以荔枝为贵，而资益以龙眼为良"，并认为龙眼肉具有"开胃健脾、补虚益智"的功效。龙眼性温味甘，益心脾，补气血，具有良好的滋养补益作用，能治疗失眠、健忘、惊悸、虚羸体弱、产妇浮肿等病症。此外，桂圆之壳、核俱为药中良剂，龙眼壳具散风疏表、凉血清热之功，用以煎水外洗，可治疗多种皮肤病，如荨麻疹、瘙痒症、夏季皮炎等；而龙眼核则具有止血、止痛之功效，《重庆堂随笔》亦盛赞其功，曰："其核研傅金疮磕跌诸伤，立即止血止痛，愈后无瘢，名骊珠散，真妙药也。"

**荔枝**

荔枝入心、脾、肝经，是食疗佳品，有补脑健身、开胃益脾、促进食欲之功效，主治病后体虚、津伤口渴、脾虚泄泻、呃逆、食少、疔肿、外伤出血等病证。不仅荔枝肉有药食两用的价值，荔枝核也能入药，具有行气散结、祛寒止痛的功效，专治寒疝腹痛。

## ▶ 故事三

### 碎宝慰军

《宋书》记载："宁州尝献琥珀枕，甚光丽。时将北征，以琥珀治金创。上大悦，命捣碎，分付诸将。"讲的是南北朝宋武帝刘裕出身贫寒，虽贵为天子，但不喜奢华。宁州地方官曾经进献了一个整块的琥珀枕，瑰丽晶莹，价值连城。当时，刘裕即将出征攻打后秦，听人说琥珀具有化瘀、疗伤、止血的作用，能够治疗伤口，就命人将它砸碎，分给将领作为治伤药。前线的将军们深受感动，士气大振，势如破竹，灭掉了后秦。

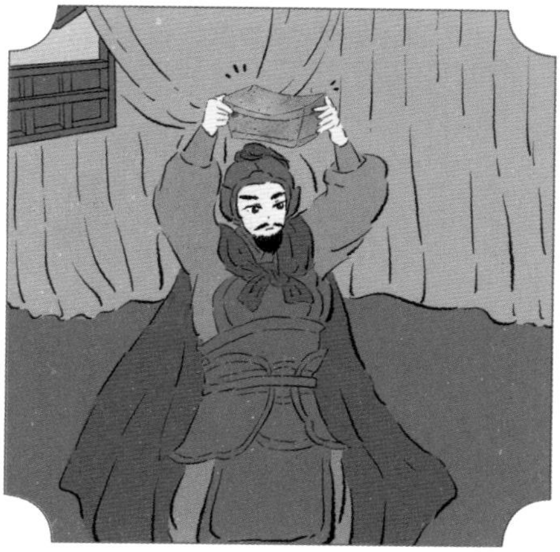

无独有偶，唐代苏鹗撰写的《杜阳杂编》也记录了一个相似的故事："时有裨将为流矢所中，上碎琥珀匣以赐之。"讲的是唐德宗在一次反击回纥的战斗中，也命人敲碎了一个名贵的琥珀匣子，赐给将士治刀箭创伤。

**琥珀**

琥珀多为松树树脂被掩埋在地下千万年后的石化物。梁代陶弘景的《名医别录》就把琥珀列为上品，书中记录琥珀具有安心定志、散瘀止血、清心利尿、生肌愈伤、明目祛障等功效。今天我们所熟知的很多中成药中也多含有琥珀成分，如琥珀抱龙丸、琥珀安神丸、保婴丹、猴枣化痰丸等。

## ▶ 故事四

### 芝草之瑞

习近平总书记曾在2015年12月发表的《在中央政治局“三严三实”专题民主生活会上的讲话》中讲述“康熙不取灵芝”的故事。[①] 灵芝菌盖表面的许多环形轮纹酷似祥云，因此自古就被称为仙草、瑞草、瑶草、还阳草，被认为是吉祥富贵的征兆。古代封建社会也把硕大灵芝的出现归结为“天人感应”，认为祥瑞灵芝的出现象征着统治王朝政治清明，帝王英明，广施德政，这让一些官员想尽一些办法收集祥瑞的灵芝草以邀宠献媚。康熙年间，广西巡抚陈元龙奏报“桂林山中产有灵芝，时有祥云覆其上”，并进献了一支高一尺余、状如云朵的灵芝，奏

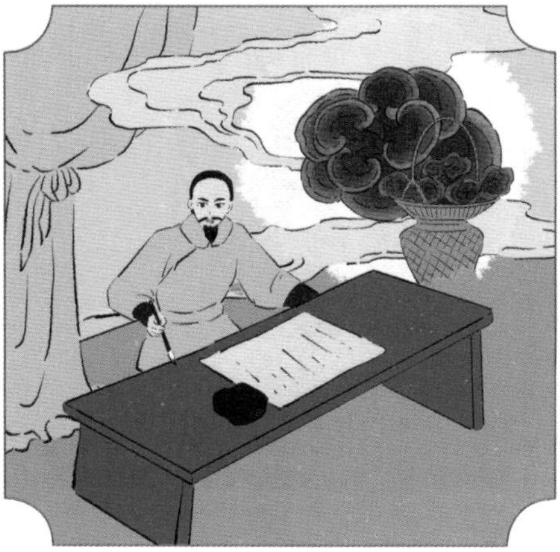

① 人民日报评论部《康熙不取灵芝》[EB/OL].（2017-06-01）[2021-07-03]. https://www.xuexi.cn/83cffc8b9a74fb26373be546c92f9daa/e43e220633a65f9b6d8b53712cba9caa.html.

报中还引用“王者慈仁则芝生”（《神农经》）等话，歌颂康熙的君德感天，天降祥瑞。康熙则批阅道：“史册所载祥异甚多，无益于国计民生。地方收成好、家给人足，即是莫大之祥瑞。”康熙还指出：“史册所载景星、庆云、麟凤、芝草之贺，及焚珠玉于殿前，天书降于承天，此皆虚文，朕所不取。惟日用平常，以实心行实政而已。”康熙还在批奏中强调，以后对于这样的事，“朕不必览”。而康熙五十六年（1717年），直隶总督赵弘燮也上奏说发现一支大灵芝，并极力渲染这是“唐虞之世，芝草献瑞”，意思是皇上仁德治国，远胜尧舜时代，是皇恩沐泽天下的征象。康熙看了同样不以为然，批阅道：“所为瑞者，年谷丰登，民有吃的，就是大瑞。”还告诉赵弘燮：“真伪不必再言。”康熙心里明白，真正的明君不需要这些所谓的“祥瑞之物”，老百姓安定康宁才是国家兴亡的标志。

**灵芝**

《神农本草经》将灵芝列为“上品”药材，认为其“益心气，增智慧，坚筋骨，好颜色，久服，轻身不老延年”，有补气益血、养心安神、止咳平喘的作用。主治心神不宁、失眠、惊悸、咳喘痰多、虚劳证等病证。药理研究表明，灵芝含有多种氨基酸、生物碱及无机元素，能增强中枢神经系统的功能，加强血液循环，提高机体免疫功能，是一种食用和药用价值兼备的菌类。

## ▶ 故事五

### 竹声民情

郑板桥有一首诗写道：“衙斋卧听萧萧竹，疑是民间疾苦声。些小吾曹州县吏，一枝一叶总关情。”这首诗写的是作者在衙署休息时，听到窗外风吹竹子的声音，便想到了老百姓的疾苦，感觉这

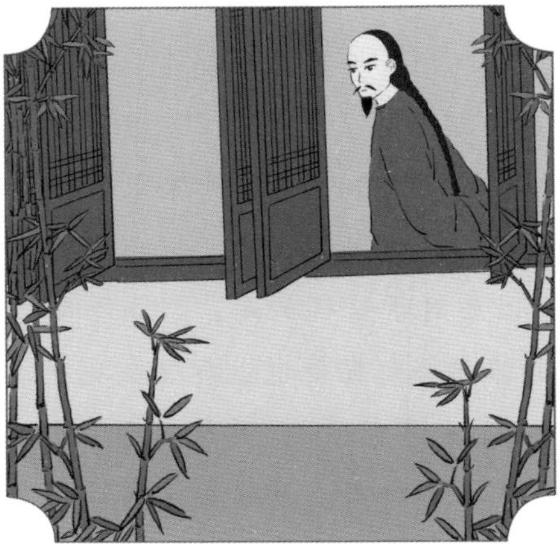

声音像老百姓穷困哀叹之声，充分体现了作者心系百姓的情怀。《清史稿·郑燮传》中也记载了郑板桥“爱民如子”的故事：“岁荒，人相食。燮开仓赈济，或阻之，燮曰：‘此何时，若辗转申报，民岂得活乎？上有谴，我任之。’”讲的是郑板桥在潍县主政时即遭遇荒年，以至于发生了人吃人的事件。郑板桥下令开仓赈济灾民。有人担心，擅自开仓放粮，后果会很严重，而进行劝阻，郑板桥回答：“都到什么时候了，等着繁杂的申报请示完成，百姓们全都饿死了。开仓放粮有任何追责都由我担着！”

**竹子**

竹子一身是药，竹叶、竹茹、竹沥、竹黄都是治病的良药。竹叶能清心利尿，用于口舌生疮的心火上扰之证，可将心经火热从小便导出。用刀先轻轻刮去竹皮之粉青，取青内之皮，就是竹茹。竹茹除了与竹叶一样具有清心除烦的作用，还具有清热止呕的作用。竹沥则是竹子新鲜茎秆被火烤灼而流出的淡黄色澄清液汁，竹沥具有化痰利窍、清热降火的作用。

## ▶ 故事六

### 棕榈蓑衣

棕编是以棕榈树叶为原料来编制工艺品、生活用具，如篮筐、蓑衣的一种编制技术。2011 年，棕编经国务院批准列入第三批国家级非物质文化遗产名录。古书记载，上古圣贤尧帝继位时没有华美的圣服可穿，身着棕树皮编成的蓑衣，接受百姓的朝贺。忧国忧民的大诗人杜甫也曾写《枯棕》一诗，讲述棕树本是经冬不凋，因棕皮可作为生产物资，棕皮也成了军用物资而被割剥过度。棕树本能与松柏一样经冬不凋，但因索取过量，竟比蒲柳更早衰谢。诗人也由此感叹被层层压榨剥削的百姓，就如同这被层层盘剥的棕树一样受尽压迫，表达了诗人对黎民苍生的怜悯和对阶级压迫的愤慨之情。

**棕榈**

棕榈皮不仅可以用来编制用具，还是一味具有止血功效的中药，炮制成棕榈炭后止血效果更强，常用于治疗吐血、便血、尿血及外伤出血。

## ▶ 故事七

### 苛税甚蛇

柳宗元的《捕蛇者说》中讲道，永州野外出产一种毒蛇，如果被它咬伤，则没有救治的办法。但这种蛇可以用来治疗麻风、恶疮等疾病。太医以皇帝的命令招募能够捕捉这种蛇的人，允许用蛇上交抵税，结果永州的人都争着去捕蛇。有个姓蒋的人，自述祖父、父亲都被蛇咬伤而中毒死亡，而他也多次险些丧命，但他宁愿继续捕蛇，也不愿意恢复缴纳赋税，因为那些缴税的乡亲不是被劳顿困死，就是流离失所背井离乡，而捕蛇虽有风险，却能苟活下来。“孰知赋敛之毒，有甚是蛇者乎！”柳宗元感叹道，“官府搜刮老百姓的恶毒，苛捐杂税的压力比被毒蛇咬伤致命还可怕啊！”

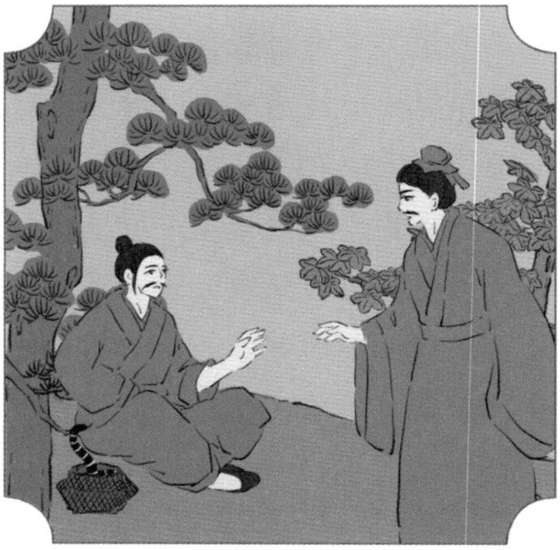

**蛇**

蛇类药用价值很高，很多蛇种，如蕲蛇、乌梢蛇、金钱白花蛇、蝮蛇等，主要的功效是祛风止痉、疏经通络，常用于治疗风湿顽痹、肢体麻木拘挛、中风口眼歪斜、半身不遂、破伤风、麻风、疥癣等皮肤病。

蛇蜕又名“龙衣”，为蛇蜕下的皮，具有祛风明目、退翳、解毒杀虫的功效，用于治疗小儿惊风、抽搐痉挛、翳障、喉痹、疔肿、皮肤瘙痒。

蛇的脂肪即蛇油，具有调节内分泌失调，防止血管硬化，消肿，抑制细菌生长，促进血液循环的功效，主治冻疮、烫伤、烧伤、皮肤开裂、慢性湿疹、脚癣、带状疱疹、米丹毒、足癣、青春痘、血管硬化等。

从毒蛇毒腺中分泌出来的液体即蛇毒，具有抗癌镇痛、抗凝溶栓、改善微循环、促生神经因子的作用。

## ▶ 故事八

### 壮牛无黄

“当官不为民做主，不如回家卖红薯。”宋代记载朝野趣闻轶事的一本书——《闲燕常谈》中记载了一个关于巧妙运用智慧，为民做主的故事。天然的牛黄非常珍贵和稀有，宋徽宗政和初年，户部下令在全国悬赏征集牛黄，以供太医院配药之用。朝廷的收缴之令急如星火，各地州县官员为了保住自己的官帽，都督令百姓回家屠牛剖胆找牛黄，更有无良官员，乘机敛财，中饱私囊，更为变本加厉地逼迫百姓。

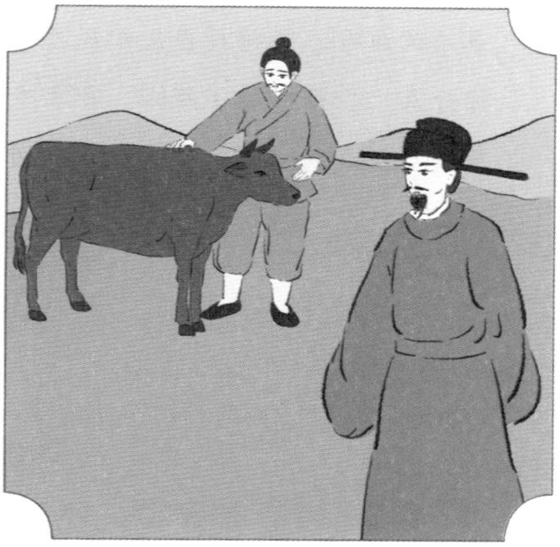

而在生产力落后的封建社会，耕牛对农业生产有举足轻重的作用，百姓一旦失去耕牛，后果之严重可想而知。因此，老百姓苦不堪言，叫苦不迭。而当时的山东莱州掖县知县宗汝霖写状子到提举司申诉：“牛之所以胆内有牛黄石，是因为牛遇到病疫之气而分泌胆汁形成，现在皇帝勤政爱民，风清气正，我们县里的牛都健康无恙，膘肥体壮，牛胆中没有牛黄可取。”上面的官员面对“朝廷政通人和”的申诉理由哑口无言，从而一县百姓之牛幸免于难，百姓无不欢呼感恩宗知县。

**牛黄**

牛黄是牛的胆囊结石，是一些牛出现身体疾病导致胆道发炎，胆汁排出障碍而形成的。《神农本草经》将其列为上品，《本草纲目》记载“牛黄久服轻身增年”。牛黄具有解毒清热、豁痰开窍、凉肝息风的功效，可用于治疗中风昏迷、脑炎、脑膜炎、中毒性脑病、脑出血、败血症、热病神昏、中风痰迷、癫病发狂、惊风抽搐、胎毒、痈肿疔毒、口疮喉肿等病证。安宫牛黄丸就是以牛黄为主要成分的热病急救类中成药。天然牛黄稀少珍贵，因此，现在药物中的牛黄大多是人工合成的牛黄。

## ▶ 故事九

### 伤槐之刑

《晏子春秋》记载了一段耐人寻味的史实：齐景公喜爱槐树，还制定了“犯槐者刑，伤槐者死”的法令。一次，有个人因醉酒伤到了槐树，要被处以刑罚。这人的女儿去找当时任宰相的晏子哭诉。次日早朝时，晏子就此事向齐景公谏言：“我听说穷尽百姓的财力劳力以满足自己的嗜好叫作暴虐，崇尚喜爱的玩物，并使它具有与国君同等的威严叫作悖逆，刑罚使用不当叫作残害。崇尚玩物，颁布爱槐的法令，百姓乘车经过的要快马奔驰，步行经过的则小步疾行，槐树的威严等同于国君，

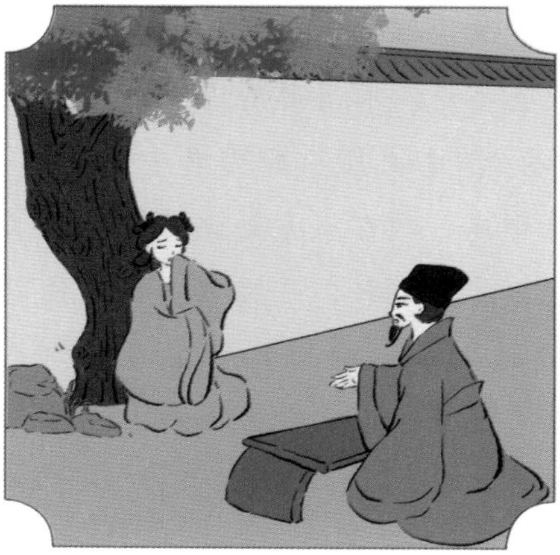

实在是有违民心。触碰槐树的要处刑罚，伤害槐树的要被处死，所犯之罪与刑罚杀戮不相称，更是对百姓严重的残害啊！我担心您这样不能很好地治理国家。”齐景公从善如流，道：“微大夫教寡人，几有大罪，以累社稷。今子大夫教之，社稷之福。”意思是没有您的进谏，我几乎要犯大罪，以至于要累及江山社稷的安定了，今天听了你的谏言，是国家的福气，接着便“废伤槐之法，出犯槐之囚”。

## ▶ 故事十

### 触槐而死

《左传》也记载了一个与槐树有关的故事。晋灵公贪图享乐，残虐不仁，佐政大夫赵盾多次劝谏无果，反而触怒了晋灵公。一天，一个御厨因为没有把熊掌烹饪好就被晋灵公杀了，赵盾又去质问晋灵公，晋灵工被彻底激怒，便派大力士鉏麑去刺杀赵盾。黎明前，大力士潜入了赵盾家，发现赵盾勤于国事，时间尚早，却已经盛服准备上朝。因为时间还早，就坐着闭目养神，嘴里还喃喃念着劝君的话。赵盾的勤勉和正直感动了大力士，大力士为难地在门外叹而言曰：“一个人平时不忘记自己的职责，这是为人民的父母官。去刺死这样的人，就是对国家不忠，而违背君王的命令，就是不信。”面对忠信两难的选择，大力士“触槐而死”，一头撞死在门厅外的槐树上。

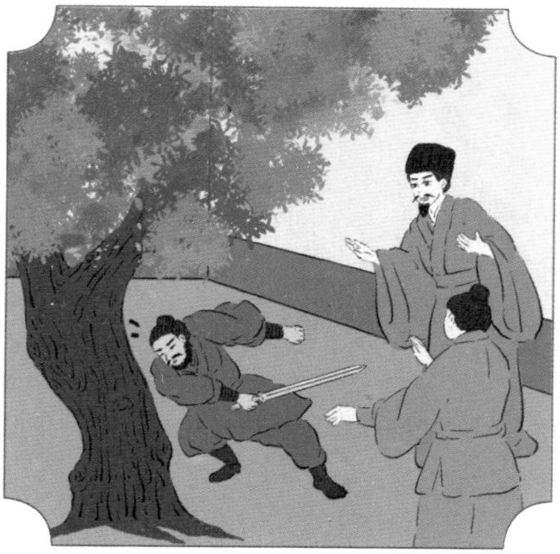

**槐树**

槐树的花蕾、花、果实都是常用的中药材。夏季花未开放时的花蕾称为槐米，花开放后则称为槐花，槐的成熟果实则称为槐角，又称槐实。三者功效相似，都具有很好的凉血止血、清肝泻火作用，经常被用来治疗便血以及痔疮出血等。槐花还是常用的药食两用之品，槐花盛开的季节，人们常用新鲜的槐花拌上面粉和盐，蒸一碗鲜甜可口的槐花饭。

## ▶ 故事十一

### 穆公失马

汉代刘向的著作《说苑》记载了秦穆公失马的典故。写的是春秋五霸之一的秦穆公曾经走失了几匹好马，之后发现这些走失的马被岐山下的村民捉住并吃掉了。官吏们把这些吃了马肉的人全部抓起来准备严惩。秦穆公知道后说道：“君子怎么能为了几匹牲畜去惩罚人呢？我曾听说过吃马肉不喝点酒的话，身体会受到损害。”于是不仅没有惩罚这些村民，还拿来好几壶酒请他们喝了一顿，才让他们离开。后来，秦国发生饥荒，秦穆公派人去晋国借粮食。晋国国君不仅不施以援手，还乘虚而入前去攻打秦国。秦穆公在战斗中被晋军包围并受了伤，就在走投无路之时，之前住在岐山的乡民闻讯赶来，解了秦军之围，救了秦穆公。

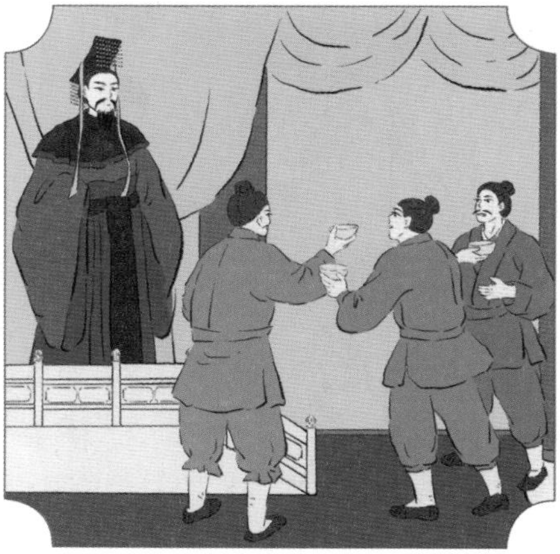

**马肉**

汉代药学著作《名医别录》记载马肉具有“除热下气，长筋，强腰脊”的功效，即可以除肠腑之热，补益筋脉，强壮腰脊。此外，历代药学著作中记载，疮疡病患者、孕妇、哺乳期妇女、虚寒腹泻患者等不能吃马肉。前面故事里提到的吃马肉要喝酒以解毒的说法存在争议，李时珍《本草纲目》中记载：“食马肉中毒者，饮芦菔（即萝卜）汁，食杏仁可解。”

## 七、齐家育德

“清白家风不染尘，冰霜气骨玉精神。”（《梅花七律》）

【释义】家族中家风的传承要清正高洁，不能沾染不良作风和习气。家风要锤炼出后人不畏风霜的节气风骨和白玉无瑕的精神品质。

好的家风薪火相传，源远流长，是我国传统文化的一个重要方面，家风也是中华道德伦理“仁、义、礼、智、信”的典型体现和传承的重要途径。优良的家风不仅对家庭来说是一份宝贵的精神财富，对于社会和国家的稳定和繁荣也意义重大，中国传统文化把“修身齐家”看作治国、平天下的重要前提和基础。

“忠厚传家远，诗书继世长”，家风家训的意义贵逾千金。历史上很多有名的家风家训，是家族修身、治家、谋生、处世等各方面人生经验的总结，值得我们借鉴学习。北宋林逋在《省心录》中写道“为子孙作富贵计者，十败其九”，前辈若只为后辈子孙安排了养尊处优的生活，必然使后代怠惰安逸而成为败家子。山东琅琊王氏家族的始祖王吉是西汉重臣，他为官清廉，留给子孙的王氏家规仅有六字，即“言宜慢，心宜善”，而正是依循这六字箴规，从东汉至明清一千七百多年间，在历代子孙里培养出了《二十四史》中有明确记载的三十六个皇后、三十六个驸马、三十五个宰相，山东琅琊王氏家族也因此被称为“中华第一望族”。“大清第一才子”、清代著名的清官纪晓岚官至一品，身后却并未给子孙留下金钱、房屋、田产，而是留下了宝贵的精神财富——“四戒四宜”的纪氏家训。其中，“四戒”指一戒晚起，二戒懒惰，三戒奢华，四戒骄傲；“四宜”指一宜勤读，二宜敬师，三宜爱众，四宜慎食。有“浓墨宰相，淡墨探花”之美誉的清朝政治家、文学家刘墉以奉公守法、清正廉洁闻名于世，他的曾祖父刘必显就提出“崇惇厚，黜浮华”的家训，祖父刘棨也提出“读书汲古外不得有他嗜好，亦不得妄有所交接”“被服食饮，比于寒素”等家训，要求子孙励志进学、谨慎择友、敦厚简朴。刘棨有十个儿子，八个中过举，八子中又有三人中过进士。

古代家风家训涵盖了立德修身、孝亲邻睦、励志劝学、交友处世、清廉勤俭等方面，在前面的专题中，交友、廉洁、爱民、节俭、清廉等已有专篇论述，本节主要从严格治家、孝亲奉亲、兄弟相亲等方面介绍家风相关的文化典故。

## ▶ 故事一

### 王吉责妻

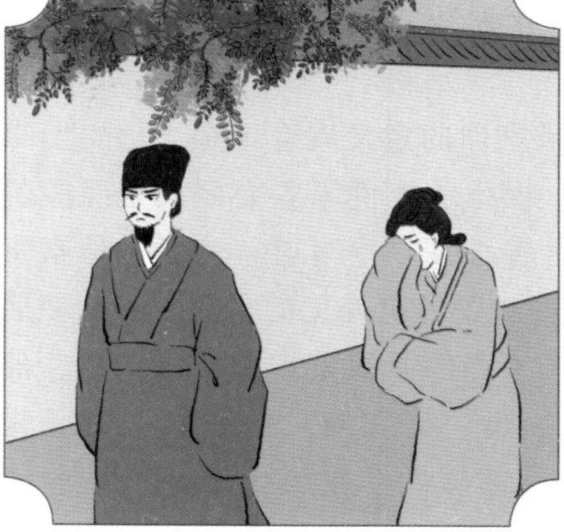

前面所讲的琅琊家族的始祖，西汉政治家、经学家王吉治学严谨广博，从政刚正不阿、清正廉明、清贫淡泊，也非常注重家风家规。《汉书·王吉传》记载，王吉的邻居种有枣树，在枣子成熟的季节，枝繁叶茂，果实累累，一些旁枝侧干越过院墙，探垂到了王吉的庭院里，王吉的夫人便随手摘

下了枝干上的枣子。晚上王吉回来后，夫人洗了枣子让他吃，吃完王吉才知道枣子的来历，勃然大怒。妻子不以为然，反倒觉得王吉过于迂腐。王吉气得要把妻子赶回娘家反省。

**大枣**

大枣是一种药食两用之品，在我国已有三千多年的种植历史，可鲜食，也可晒干或烘干食用。《齐民要术》中，枣居首位，与桃、李、杏、栗并称为“中国五果”。大枣具有补脾益胃、益气养血、养心安神、养肝护肝等作用，《神农本草经》记载大枣“久服轻身延年”。现代医学研究发现，大枣对人体细胞起着重要的生理调节作用，具有镇静催眠、降血压、降血脂、抗炎、抗过敏、强心利尿和延缓衰老等作用，因此民间有“一日三枣不显老”的谚语。

## ▶ 故事二

### 不与民争

无独有偶，《史记·循吏列传》也记载了一个责妻的故事，说的是春秋时期，鲁国宰相公仪休在家中注意到屋后园子里，妻子种了很多葵菜，才知道之前吃的葵菜都是自己家里产的，然后又发现家中还有一台织机，上面挂着正在纺织的布匹，便生气地“拔其园葵而弃之”“燔其机”，即拔掉了园中的葵菜，烧掉了织机，并生气地对妻子说“欲令农士工女安所雠其货乎?”意思是我已享有朝廷的俸禄，你自己还要种菜织布，让种菜的农人和织布的妇女怎么卖掉他们的货物，你这不是跟农民、农妇争利吗?

以上两个故事乍听起来，感觉王吉、公仪休属于小题大做了，但古语曰“小处容疵，大节堪毁”。正因为王吉、公仪休在小处、小节上“斤斤计较”，才能防微杜渐，防患于未然，实现大处、大节上的清廉自守，率先垂范，才能令子孙重视小节，严于律己。

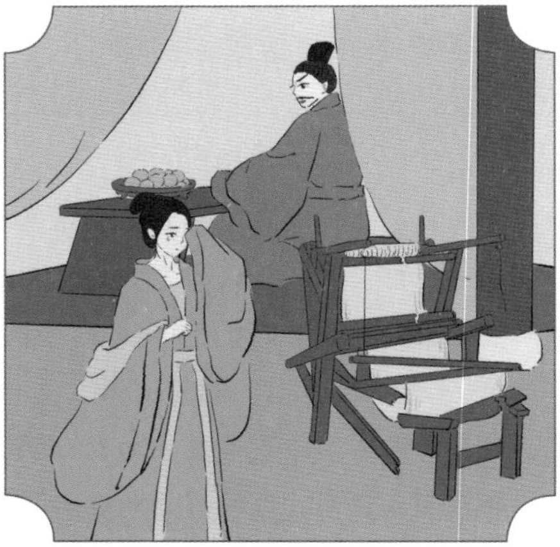

**葵菜**

葵菜俗称“冬葵”，顾名思义是一种比较耐寒的植物。葵菜在我国是一种非常古老的蔬菜，食用历史非常悠久。在白菜出现之前，葵菜是名副其实的“百菜之主”。李时珍在《本草纲目》中记载：“葵菜古人种为常食，今之种者颇鲜。”清代植物学家吴其濬在《植物名实图考》中也记载了：“冬葵，《本经》上品，为百菜之主。”冬葵含有丰富的蛋白质、糖类、膳食纤维和微量元素等营养成分，具有解毒清热、化痰止咳、通利二便等药用价值，它的种子即冬葵子，被《神农本草经》列为上药，称其“味甘寒。主五脏六腑，寒热羸瘦，五癃，利小便。久服坚骨长肌肉，轻身延年”。

## ▶ 故事三

### 拒香还桑

《隋书》记载，隋朝官员赵轨是位列九卿的廷尉赵肃的儿子。

赵肃为官清廉，不营产业，在这样的家风影响下，赵轨好学上进，行为端正，做官之后也同样廉洁爱民，以身作则。赵轨有深夜读书的习惯，喜欢点燃沉香，醒脑熏屋。有人听说后，就给赵轨送来一斤沉香。沉香价格昂贵，赵轨当即就委婉地拒绝了。

赵轨东邻家的桑树繁茂，桑葚熟透落在赵轨家的院子里，满地都是，家里的孩子捡起桑葚要吃，赵轨却让人捡取收集后还给邻居，并教育子女："我并非谋求虚名，只想我们不能享用别人的劳动果实，否则会愧疚不安。你们也要以此为戒。"

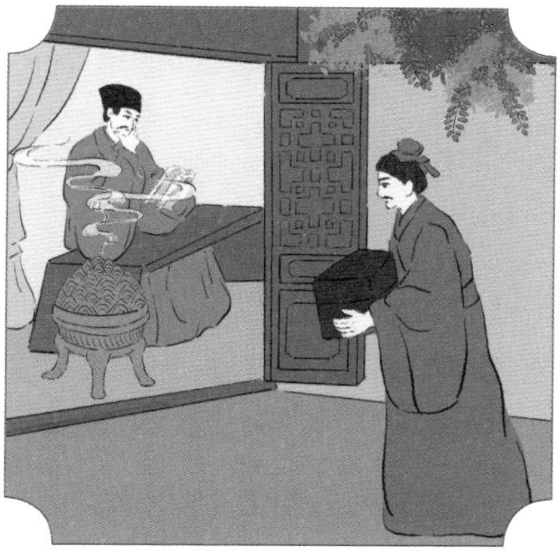

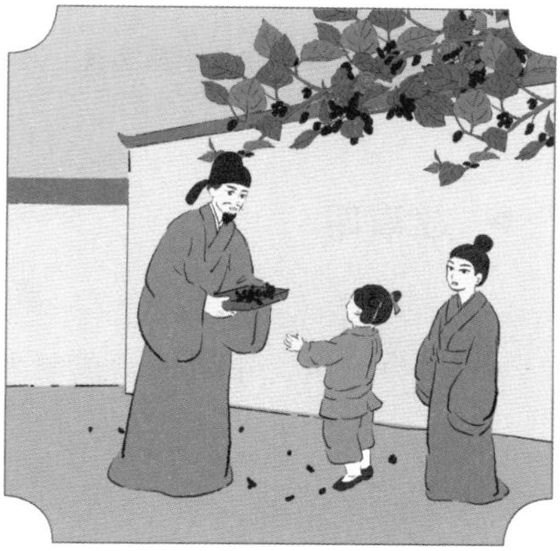

**沉香**

沉香，是瑞香科植物白木香含有树脂的木材。沉香的形成需要几十年甚至上百年，产量非常低，因此价格十分昂贵。沉香的香气甘醇厚重，常被用作名贵的香料，也是一味名贵中药，可入脾、胃、肾三经，具有行气止痛、降逆止呕、温肾纳气、解郁调神等功效。李时珍在《本草纲目》中评价海南沉香"一片万钱"。

**桑**

桑树的叶、皮、枝、果、根均可以作为药材。桑叶就是一味重要的中药，尤其是经霜打之后的桑叶，药力更佳，具有疏风清热、清肺润燥、平肝明目、凉血止血等功效。《本草纲目》就载有桑叶外洗治青盲（即青光眼）的方法："新采青桑叶阴干，烧存性，于瓷器内水煎，倾出药液澄清，温热洗目。每日一次。"桑叶还具有显著的清热解毒作用，古代有"瘟病初起必用桑叶"之说。而桑葚也是一味药食同源的中药，《神农本草经疏》曰："桑葚者，桑之精华所结也。"《滇南本草》记载，桑葚"益肾脏而固精，久服黑发明目"。此外，桑树的根皮即是中药桑白皮，可利尿镇咳；桑树的嫩枝即是中药桑枝，具有祛风、通络、止痛的功效。

## ▶ 故事四

### 亲尝汤药

孝为德本，中国的孝道精神源远流长。中国的传统思想认为，有孝德的人必定有修德从善、担当作为的精神，所以自汉代起，拥有孝、廉这两个品质的人会被层层举荐选拔为官吏，合称"举孝廉"。西汉汉文帝刘恒十分注重孝道，曾经，其母薄太后得病，一病就是三年，刘恒日夜守在母亲身边，为母亲煎药，每次煎完，自己都会先尝一口，看看汤药烫不烫、苦不苦，然后才会端给母亲喝。

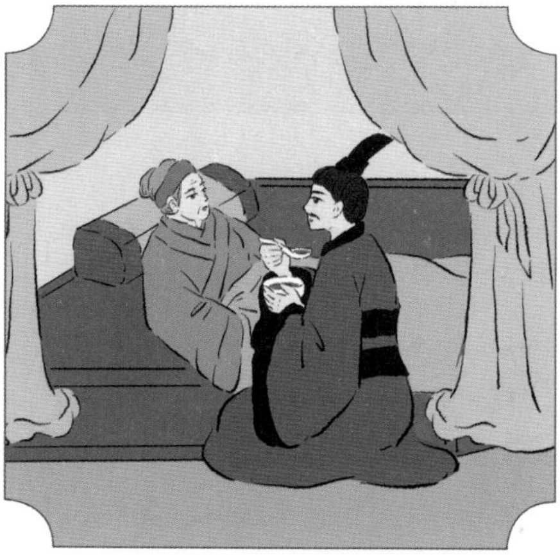

刘恒三年如一日侍奉母亲的孝德在朝野中广为流传，"亲尝汤药"

的事迹也被收入《二十四孝》中。有孝德的汉文帝也是一位体恤民情的明君，他在位二十四年，励精图治，勤俭节约，但凡对百姓有烦扰的事情一概废止。在位期间，他没有增建亭台楼宇，还要求建造他的陵墓要节省，不要烦扰百姓。汉文帝在位期间，社会经济得到恢复和发展，与汉景帝的统治时期合称为“文景之治”。

**汤剂**

“良药苦口”，苦口的汤剂距今已有三千多年历史。汤剂是将干燥的中药饮片加水浸泡后，煎煮去渣取汁后的药液，主要用于内服，也可用于洗浴、熏蒸及含漱。汤剂的特点是吸收快、药效发挥迅速，医生可以根据病情的变化调整药方组成。除了最常用的汤剂之外，中药还有散剂、丸剂、膏剂、酒剂、药露等多种剂型，每种剂型各有特点，临证可根据患者、病情与用药方剂酌情选用。

## ▶ 故事五

### 手足情深

《弟子规》中讲“兄道友，弟道恭；兄弟睦，孝在中”，做兄长的要关爱弟弟，做弟弟的要尊敬兄长。兄弟姐妹之间和睦友爱，孝道也就包含在其中了。好的家风就要兄弟姐妹互相关爱。《宋史·太祖本纪》记载“太宗病，帝往视之，亲为灼艾。太宗觉痛，帝亦取艾自灸”，即宋太祖赵匡胤的弟弟赵光义生病了，赵匡胤过去探望，并亲自为他进行艾灸治疗，赵光义因艾灸灼烤而感到疼痛难忍，赵匡胤便在自

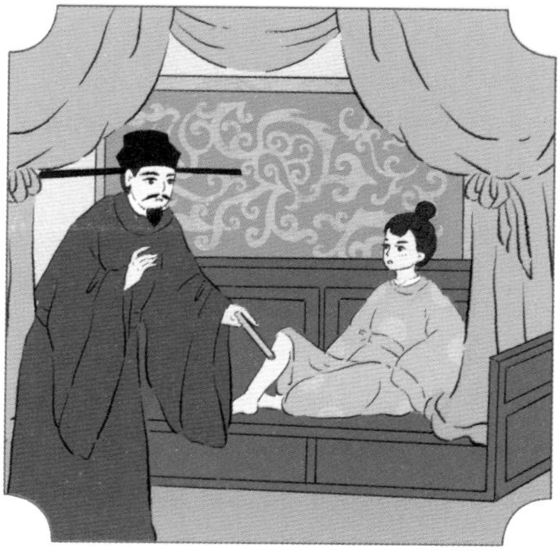

己的身体穴位上艾灸，以示与兄弟分担疼痛。后来就有成语“灼艾分痛”来比喻手足情深。

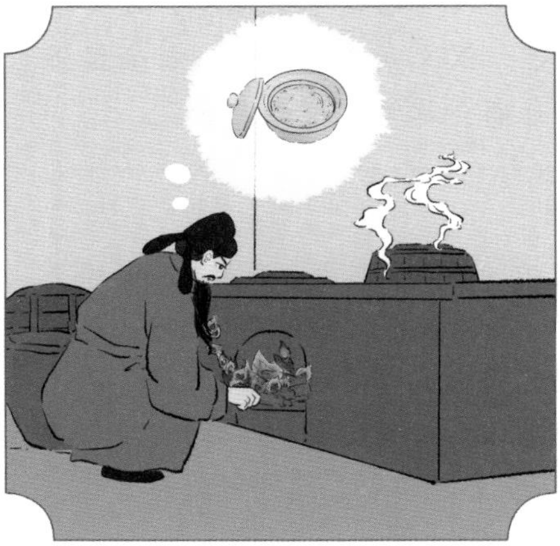

唐朝宰相李勣位列三公，历事唐高祖（李渊）、唐太宗（李世民）、唐高宗（李治）三朝，深得朝廷信任及重用。《资治通鉴·唐纪十七》中记载，李勣的姐姐重病，李勣亲自为姐姐烧火煮粥，火苗常常烧到他的胡须。姐姐劝他说：“家里有仆人，何苦要亲自烧火熬粥呢?”李勣答：“眼看姐姐现在年纪大了，我自己也老了，将来想长久地再为姐姐烧火煮粥，真的是很难了，趁现在我多做些吧!”对姐姐尽心侍奉的李勣，也是一位爱兵如子的将军。他作为大将带兵打仗时，从善如流，打了胜仗将功劳归于下属，所获得财物全部分给将士，所以属下都愿为他出生入死，军队战无不胜。

**粥**

自古以来，人们就认为粥有良好的养生之效。《普济方》中提道：“粥为生命之源，饮膳可代药之半。”粥能健脾益胃，养阴生津，清淡稀润，易于消化，特别适合病中及病后初愈的人食用。饮用热粥有助于发汗解表，排邪外出。可以根据人的体质或病情的需要，在粥内加入肉类、蔬菜、豆类等食材，一同熬煮，从而达到保健和疗病功效。此外，还可以加入一些药食同源之品做成药粥，历代药粥方剂数不胜数，如养血安神的大枣阿胶粥、宁心安神的百合莲子粥、滋养肝胃的山药枸杞粥、祛湿健脾的薏苡仁红豆粥、消暑清心的荷叶绿豆粥等，都是常用的药粥。

## ▶ 故事六

### 孟子休妻

良好的家庭关系是家风建设的重要内容，家庭关系中的夫妻关系、亲子关系、婆媳关系等都非常重要。家庭关系重在彼此理解和包容，互相尊重和体谅。说起孟母，我们都很熟悉，从“孟母三迁”，“子不学，断机杼”的断布劝学这些典故中可以看出，孟母是一位具有远见卓识、教子有方的母亲。而汉代传记《韩诗外传》中记载了一个孟母不准孟子休妻的故事，从这个故事里，我们可以看出，孟母还是一位深明大义、善于协调家庭关系的好婆婆。

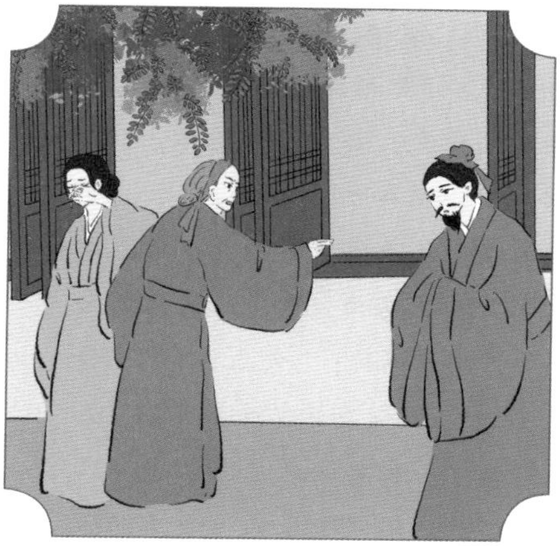

故事讲的是，一天，孟子的妻子独自一人在屋里，斜倚在那里。孟子突然进屋看见妻子这个随意的姿势，便告诉孟母：“我妻子礼仪不周，姿态不端，低俗随意，我要休了她。”孟母问：“你怎么知道的？”孟子说：“我刚刚进屋亲眼所见。”孟母听后，严肃地说道：“乃汝无礼也，非妇无礼。《礼》不云乎？‘将入门，问孰存。将上堂，声必扬。将入户，视必下。’”意思是，这明明是你不懂礼仪，不是你妻子不懂礼仪。《礼记》上不是说了吗？进入屋室，要先问谁在屋里；将进厅堂，要高声招呼；将进门的时候，必须眼往下看。为的是让里面的人知道有人要进来而有所准备。现在你突然闯入妻子自己放松休息的地方，让妻子没有任何准备，让你看见她随意的姿态。这难道不是你的过错吗？孟子听后，自觉理亏，不敢再责怪妻子。

**中医的“五劳”**

现实生活中，不当或过久的姿势对身体是有损害的。《黄帝内经》中记载“久视伤血，久卧伤气，久坐伤肉，久立伤骨，久行伤筋”，这就是中医的“五劳”。视、卧、坐、立、行是人生命活动中的五种体态姿势，但任何一种体态姿势保持时间过久，都会损伤身体。“久视伤血”，中医讲“肝开窍于目”，目得肝血滋养才能视物，用眼过度就会损伤肝血；“久卧伤气”，长时间躺着，气血运行不畅，易出现精神不振、身倦无力等症状；“久坐伤肉”，中医认为，脾主肌肉，久坐会使脾脏功能受损，从而出现食欲不振，消化不良；“久立伤骨”，长时间站立又会导致骨骼与关节过劳，易使骨骼与关节发生病变；“久行伤筋”，长时间行走又会使筋膜肌腱处于一种紧张和疲劳状态，从而受到磨损而变得脆弱。“五劳所伤”提示我们，健康的生命活动体态应该动静结合、劳逸适度。

# 下篇 本草文化

## 一、兰陵美酒郁金香

客中行

唐·李白

兰陵美酒郁金香，玉碗盛来琥珀光。

但使主人能醉客，不知何处是他乡。

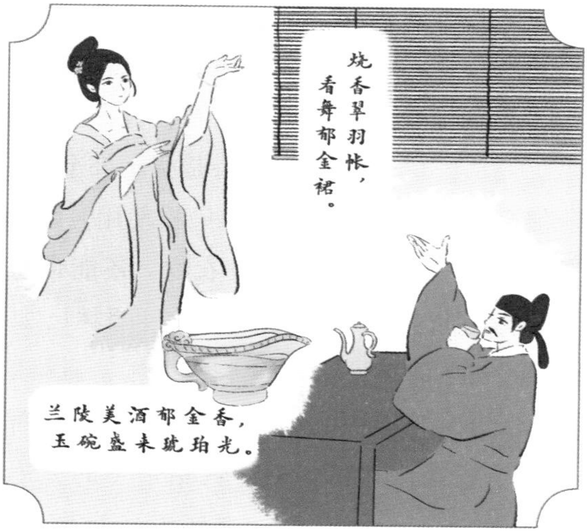


这首诗表达了李白身在他乡时，畅饮兰陵美酒，忘却羁旅乡愁的一种既忧郁又豁达的情感。这里需要介绍的是，诗中的“郁金香”可不是现在的荷兰国花、百合科植物郁金香，而是指一种姜科植物——温郁金的干燥块根的香气。这种植物的干燥块根郁金是一种常用的中药，具有行气解郁，凉血破瘀的作用。郁金不仅可以入药，还是一种酿酒的重要材料。《诗经·大雅·旱麓》载：“瑟彼玉瓒，黄流在中。”黄流是用黑黍和郁金酿的酒，被用玉器盛上以祭神明，由此可见郁金酒在当时地位之神圣。宋代王安石作诗："郁金香是兰陵酒，枉入诗人赋咏来。"说的也是由郁金酿制的香气四溢的美酒。

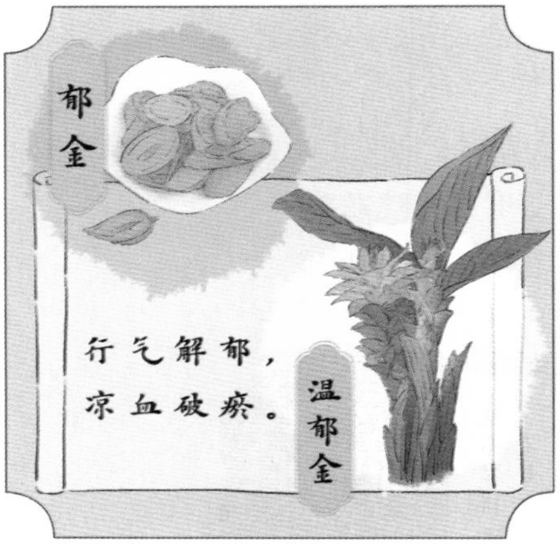


郁金具有如此浓郁的香气，在古代常被作为一种天然香料而广泛应用。"清晨宝鼎食，闲夜郁金香"（唐·王绩《过汉故城》），"高楼月似霜，秋夜郁金堂"（唐·王维《奉和杨驸马六郎秋夜即事》）都是指用郁金来焚香馨室。清代龚自珍在《己亥杂诗》中写道："漠漠郁金香在臂，亭亭古玉佩当腰。"这句诗是指把郁金做成香囊佩在身上。

除了做香料，郁金还可以作为一种黄色染料使用。《本草纲目》载"人以浸水染色，亦微有香气"，即用郁金浸染衣物，还能带有香味。因此，在古代，黄色的服饰一般都以郁金冠名，如"触目园林已如洗，菊花犹著郁金衣"（宋·白玉蟾《初冬即事》），"烧香翠羽帐，看舞郁金裙"（唐·张泌《送容州中丞赴镇》），"垂手乱翻雕玉佩，招腰争舞郁金裙"（唐·李商隐《牡丹》）等。有时还用"郁金袍"代指帝王的皇袍，如唐代许浑就在《骊山》一诗中提到过这种郁金袍："闻说先皇醉碧桃，日华浮动郁金袍。"

正是因为郁金不仅可以酿酒，还可以做香料和染料，才使得让李白流连忘返的兰陵美酒不仅带着醇厚的芬芳，在温润的玉碗中，还散发着如同琥珀一样晶莹剔透的金色光芒。

## 二、日啖荔枝三百颗

**荔枝楼对酒**

唐·白居易

荔枝新熟鸡冠色，烧酒初开琥珀香。

欲摘一枝倾一盏，西楼无客共谁尝。

白居易在这首诗中表达了一种在荔枝刚刚成熟的时节，想要邀请知己好友一同品尝荔枝与美酒的心情。除了这首诗，白居易还写过很多与荔枝有关的诗句，如“红颗珍珠诚可爱，白须太守亦何痴。十年结子知谁在？自向庭中种荔枝。”这红红的荔枝犹如珍珠一样可爱，白胡子的太守爱之如痴，即便不知道十年后荔枝结果时谁在此任太守，还是愿意在园中种下一棵棵荔枝树。

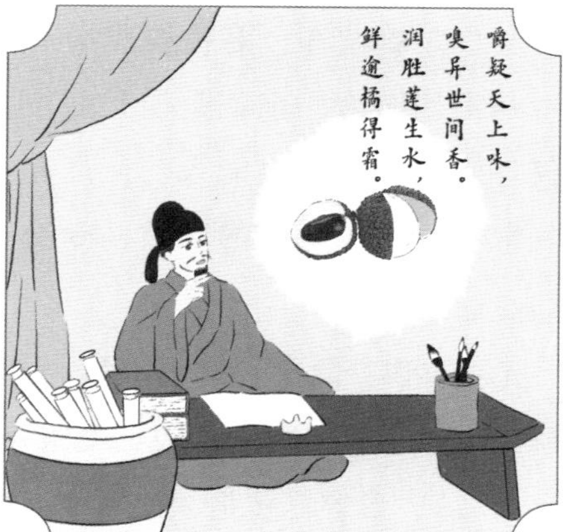


此外，白居易还曾写下“嚼疑天上味，嗅异世间香。润胜莲生水，鲜逾橘得霜”的诗句，生动刻画出了荔枝的色、香、味、质，让人不由为之心驰神往。白居易还曾为画师所绘的荔枝图作《荔枝图序》，在序中对荔枝的树形、叶、花、果实都进行了描述，用“瓤肉莹白如冰雪，浆液甘酸如醴酪”生动描绘出荔枝的色泽和味道，序中还写了荔枝不适宜长期保存的特点，即“一日而色变，二日而香变，三日而味变，四五日外，色香味尽去矣”，可见荔枝虽然甘美可口，但保鲜期很短暂。这也解释了为何长安的杨贵妃想吃千里之外岭南的新鲜荔枝，差官不得不“一骑红尘”，马不停蹄地穿越“山顶千门”。

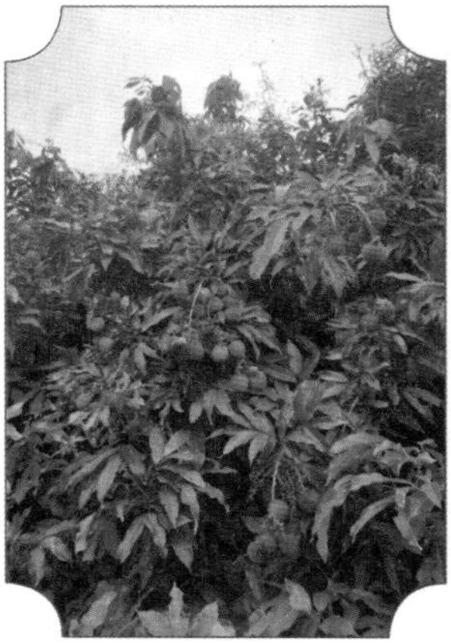

白居易如此拥趸荔枝，这其中还有一个有趣的传说。相传白居易曾因受凉得了疝气（即人体内某个脏器或组织离开其正常解剖位置，通过先天或后天形成的薄弱点、缺损或孔隙进入另一部位），偶然因喝荔枝核煎煮之水而使疼痛减轻。后来白居易搬到京城，把荔枝核能缓解疝气所致疼痛的事告诉了御医。御医恰好在编修唐代的中药学著作——《唐本草》，于是便将荔枝核作为专治疝气病的中药写入其中。就这样，荔枝核成为一味中药沿用至今。也就是说，荔枝不仅好吃，其内核也能入药，具有行气散结、祛寒止痛的功效，专治寒疝腹痛。

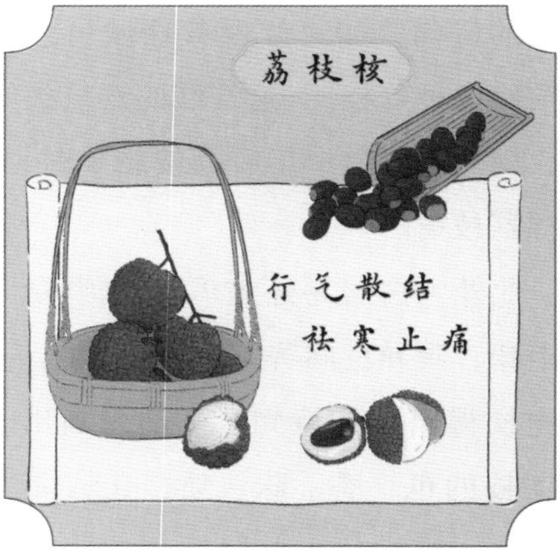


无独有偶，除了白居易对荔枝情有独钟，苏轼对荔枝也青睐有加，被贬谪到惠州时第一次吃荔枝，便被荔枝的风味所倾倒，写了《四月十一日初食荔枝》，形容荔枝是“海山仙人绛罗襦，红纱中单白玉肤。不须更待妃子笑，风骨自是倾城姝”。从此苏轼便对荔枝念念不忘了，在隆冬时节，叩问“荔子几时熟，花头今已繁”（《新年五首》），还有“留师笋蕨不足道，

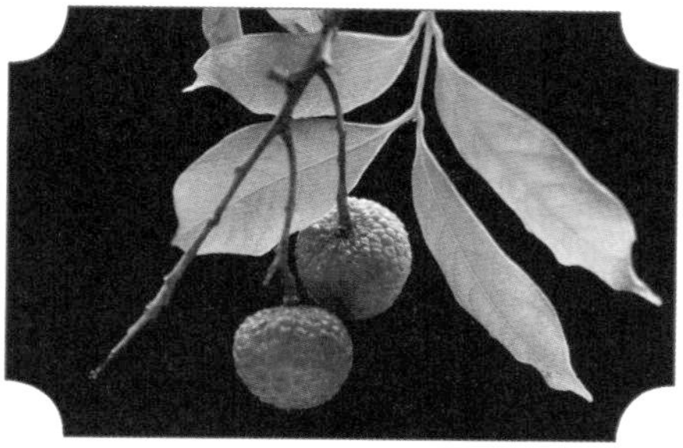

怅望荔枝何时丹”（《赠昙秀》），热切地盼望荔枝成熟以赠予友人。他甚至写下著名的诗句“日啖荔枝三百颗，不辞长作岭南人”，表达了如果能天天吃到这么鲜美的荔枝，甘愿永远被发配到远离中原的蛮夷之地——岭南的愿望。不难看出，苏轼是善于从悲苦的贬谪生活中找到“甜头”的乐天派。

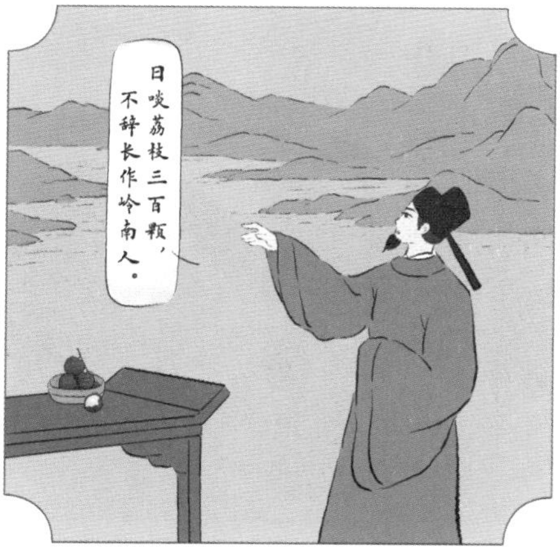


苏轼当年从惠州被贬海南，途经遂溪南北要塞“三十里官路”时，便慕名走进荔枝村，可惜荔枝成熟的季节已过。村里的长老告诉他，“要尝荔枝佳果味，待到来年五月时”。后来，苏东坡遇赦北归，经过遂溪时正逢五月，他再次踏进荔枝村，这时村里的长老便捧出味道最美的荔枝王“双袋子”来招待他，他终于如愿以偿。村民为了纪念苏东坡两次踏进荔枝村，便把荔枝村改名为苏二村。

## 三、一蓑烟雨任平生

**咏棕树**

唐·徐仲雅

叶似新蒲绿，身如乱锦缠。

任君千度剥，意气自冲天。

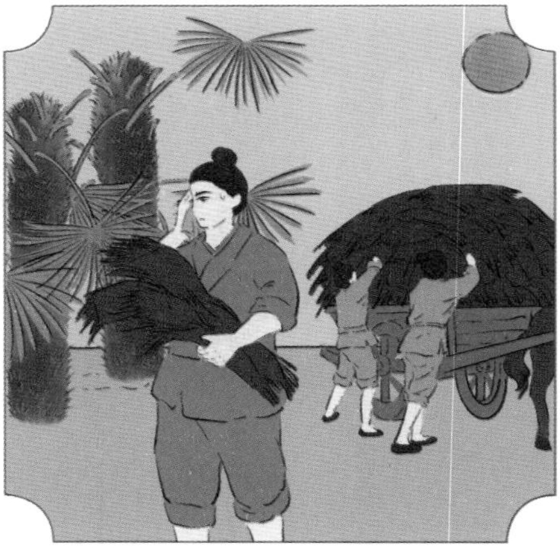

这是一首描写棕树的诗歌，通过描述棕树即便被不断剥去外皮，依然挺拔生长的特性，歌颂了遭受摧残也傲然不屈的品质和气节。棕树也称棕榈树，是世界上最耐寒的棕榈科植物之一，四季常青，经霜不凋，那棕树的皮为何要不断地被剥去呢？这是因为棕树的皮具有较高的经济价值，剥取下来的棕皮可以用于编织生产和生活用具。清代张宗法在《三农纪校释》中说："每岁两剥其皮，每剥只五六片。不剥则木囚，剥多则伤本。"唐代陈藏器在《本草拾遗》中称棕榈"其皮作绳，入土千岁不烂"。

棕草制品古来有之，而尤以棕树皮制作的蓑衣应用最为广泛和深受人们喜爱。古书记载，上古圣贤虞尧出身田亩之间，继位时无圣服可穿，便身着棕皮编成的蓑衣接受朝贺，后来蓑衣便成为圣服的象征，被认为不但可避风雨，还可防兽避灾。一些南方地区盖新房“上梁”时，用蓑衣包裹正厅中间的“正梁”，象征着家业兴旺、人畜无祸。

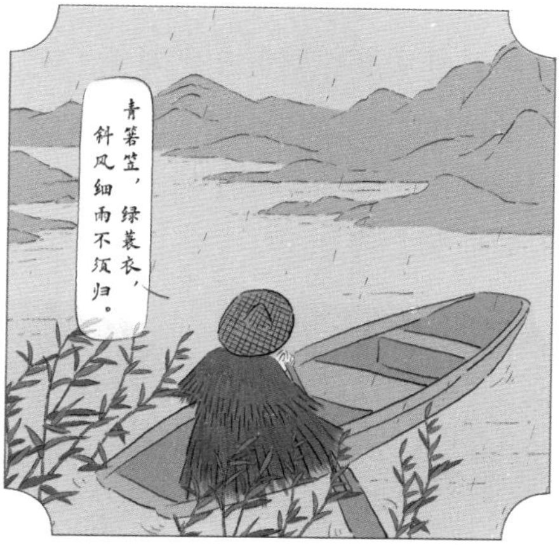


蓑衣除了在农耕生活中用于遮蔽风雨之外，在历代文人的心中也占据了一席之地。南宋李迪的《风雨归牧图》、清代杨晋的《石谷骑牛图》都是画家笔下蓑衣的呈现。而雨中的蓑衣则可以表达“青箬笠，绿蓑衣，斜风细雨不须归”的欢畅，也可以泣诉“雨足高田白，披蓑半夜耕。人牛力俱尽，东方殊未明”的艰辛；可以有“归来饱饭黄昏后，不脱蓑衣卧月明”的悠闲田园风情，也可以有“孤舟蓑笠翁，独钓寒江雪”的宁静归隐情怀。《红楼梦》中描述了贾宝玉头上戴着大箬笠，身上披着棕蓑衣的画面，让林黛玉忍俊不禁，笑称“哪里来的渔翁!”也许曹公也用这蓑衣寓意贾宝玉不喜跻身时务，而愿浪迹四海江湖的秉性。而苏轼则“自庇一身青箬笠，相随到处绿蓑衣”，面对世俗的风雨纷扰，抒发了“一蓑烟雨任平生，也无风雨也无晴”般宁静豁达的心境。

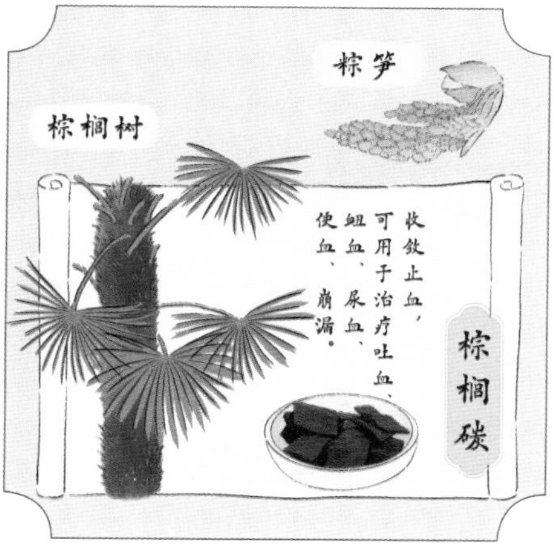


棕榈皮不仅可以用来编织蓑衣，还是一味具有止血功效的中药，炮制

成棕榈炭后止血效果更强，常用于治疗吐血、便血、尿血及外伤出血。此外，棕榈树的花苞可以食用，被称为“棕笋”，花苞中有许多鱼子状的小颗粒，故又称“木鱼子”。苏轼在《棕笋并引》中写道：“棕笋，状如鱼，剖之得鱼子，味如苦笋而加甘芳。”也正因为棕树用途广泛，封建社会中，生长于棕榈产地的百姓深受棕榈贡赋之困扰。忧国忧民的诗人杜甫也曾写《枯棕》一诗，讲述了棕树本是经冬不凋，但因战乱军用物资所需，被过度剥取而早早凋亡。他用棕榈来比喻被层层压榨剥削的百姓，表达了对黎民苍生的怜悯和对阶级压迫的愤慨之情。

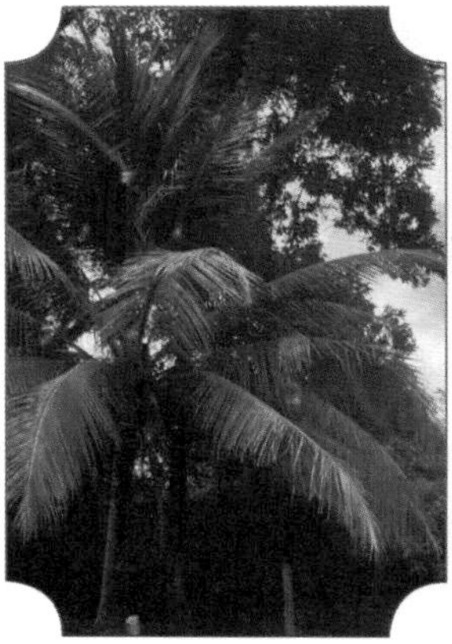

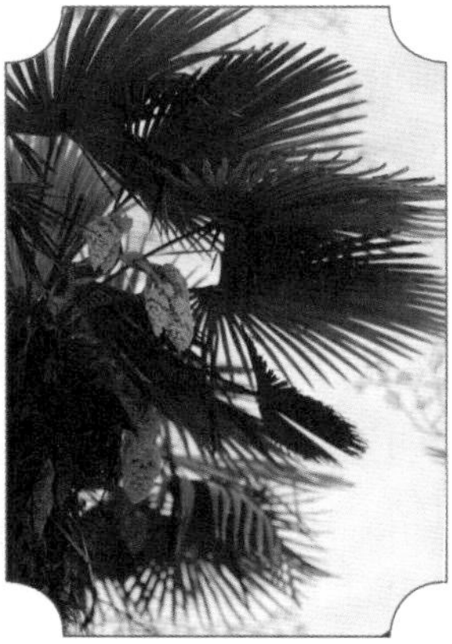

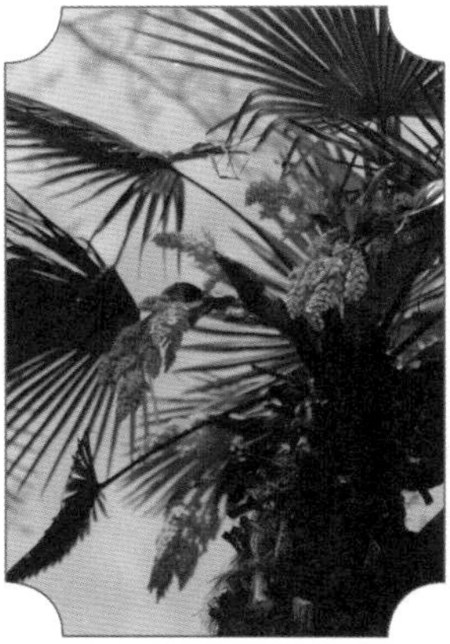

## 四、摘尽枇杷满树金

依韵和行之枇杷

宋·梅尧臣

五月枇杷黄似橘，谁思荔枝同此时。

嘉名已著上林赋，却恨红梅未有诗。

这首七言律诗，活灵活现地写出了五月江南枇杷成熟时的景色：金黄色的枇杷像柑橘一样挂在枝头，令人神往，艳压荔枝，枇杷的美名早在西汉司马相如《上林赋》中就有记载，却还幽怨自己不像红梅那样被吟咏歌颂。其实吟诵枇杷的诗句很多，如杜甫就有“杨柳枝枝弱，枇杷对对香”的诗句，宋代周紫芝赞美枇杷花“黄菊已残秋后朵，枇杷又放隔年花”，宋代戴敏写过“东园载酒西园醉，摘尽枇杷一树金”等，歌颂枇杷的佳句可谓不胜枚举。

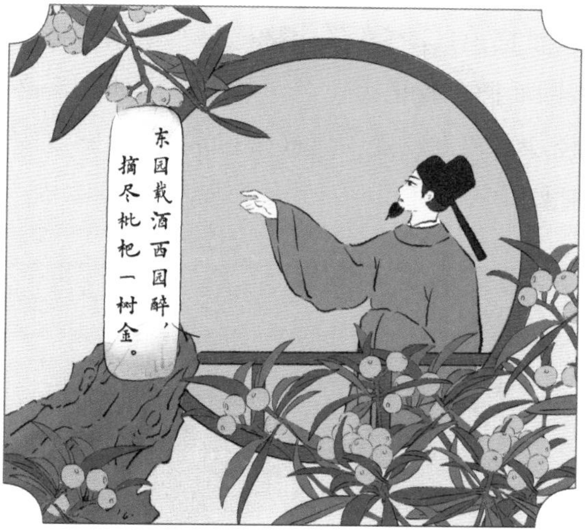


《本草衍义》记载，枇杷因其叶子形状似琵琶而得名。诗人戴铭金在《高阳台》中写道“芳名巧向琵琶借”，此外，枇杷有很多别称，如腊兄、黄金丸、卢橘等，至今在广东一带，仍唤枇杷为卢橘。苏轼所写“罗浮山下四时春，芦橘杨梅次第新。日啖荔枝三百颗，不辞长作岭南人”中的“芦橘”就是指的枇杷。苏轼把枇杷写在诗的前面，却要日啖荔枝三百颗，这也许是借用了梅尧臣用荔枝来衬托枇杷的缘故吧。

除了苏轼、梅尧臣，历代很多文人墨客都留下了许多吟咏枇杷的佳句。

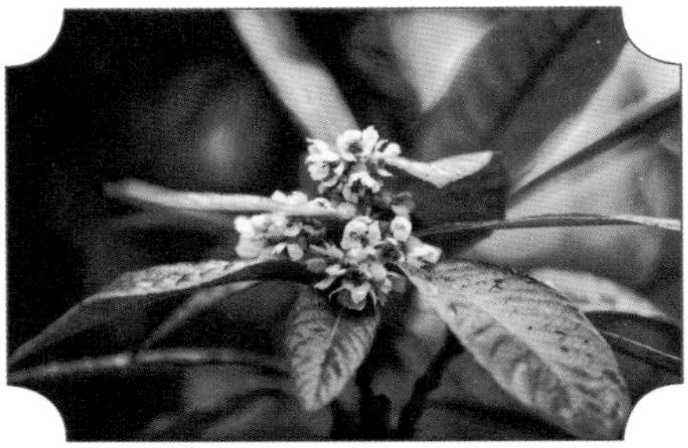

唐代白居易的“淮山侧畔楚江阴，五月枇杷正满林”，清代周天度的“别有好山遮一角，树荫浓罩枇杷香”等都描绘了春末夏初枇杷丰收的旖旎美景。陆游曾在山园中多次栽种杨梅而皆不成活，无心栽了一颗枇杷树，却生机盎然、硕果累累，于是便写下“杨梅空有树团团，却是枇杷解满盘”的诗句。除了诗词，宋徽宗赵佶曾绘制《枇杷山鸟图》，图中枇杷果实累累，枝叶繁盛。清代乾隆题诗一首：“结实圆而椭，枇杷因以名。徒传象厥体，奚必问其声。鸟自讬形稳，蝶还翻影轻。宣和工位置，何事失东京。”他感慨宋徽宗如此精于绘画构图格局，却把江山丢失了。

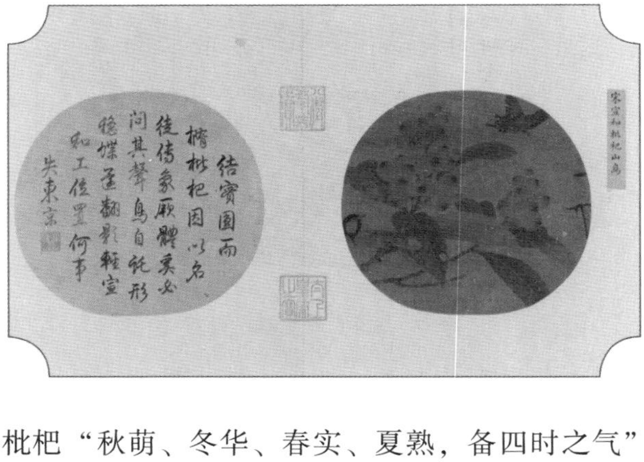

古人认为枇杷“秋萌、冬华、春实、夏熟，备四时之气”，即枇杷秋天出蕾，冬季开花，春日成果，夏季成熟，秉承四时风露气息，因而被称为“果中独备四时之气者”。枇杷不仅有良好的口感，还具有较高的药用价值，被誉为“果中之皇”。《本草纲目》记载枇杷果“性味甘、酸、平，无毒”，有“止渴下气，利肺气，止吐逆，主上焦热，润五脏”之功效，主治肺痿

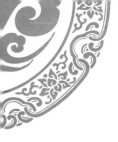

咳嗽吐血、衄血、燥渴、呕逆等症。除了果实，枇杷叶也有很高的药用价值，枇杷叶能止咳嗽，用于久咳、干咳、痰多、胃热呕吐等症。枇杷叶还具有养肝肾、清心火的功效，口舌生疮、声音嘶哑、口角溃烂患者都可以将枇杷叶煎水服用。据载，郑板桥古稀之年偶患咳嗽，不愿意服用汤药。于是，就在自己的庭院里摘了十几张枇杷叶，刷去细毛，用泉水煎煮，连饮数日，咳嗽竟然痊愈了。

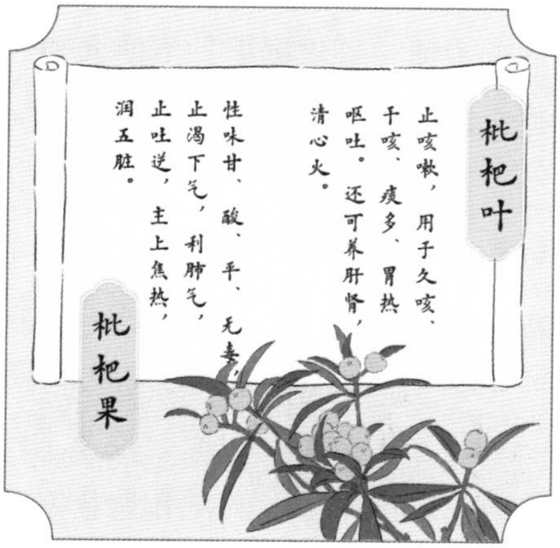
枇杷叶
止咳嗽，用于久咳、干咳、痰多、胃热呕吐。还可养肝肾，清心火。
枇杷果
性味甘、酸、平、无毒，止渴下气，利肺气，止吐逆，主上焦热，润五脏。

## 五、春酒杯浓琥珀薄

咏琥珀

唐·韦应物

曾为老茯神，本气寒松液。

蚊蚋落其中，千年犹可觌。

千年琥珀中尚有蚊蚋类的昆虫，诗人禁不住发出感叹。茯苓是寄生于已死松根上的真菌，诗人认为晶莹剔透的琥珀是蕴含了清冷松脂之气的久远茯苓。其实这是一个误解，琥珀和茯苓并无直接关系。琥珀多为松树树脂被掩埋在地下千万年后的石化物，有的琥珀跟身体摩擦可释放出迷人的松香气息。古人又称琥珀为虎魄、兽魄等，错误地认为琥珀是老虎头骨石化而成，具有趋吉避凶、镇宅安神的功能。

琥珀自古就被视为珍贵的宝物，深受历代达官贵人的喜爱，《洞冥记》记载，曾有嫔妃“以琥珀为佩，置衣裾里，不使人知”，即嫔妃偷偷携带琥珀，利用其散发的清香使自己与众不同。《南史》记载：“潘氏服御，极选珍宝……琥珀钏一只，直百七十万。”这段话讲的是南齐皇帝的宠妃穷奢极欲，她有一只琥珀钏，在当时就价值一百七十万钱。而历代皇帝的衣冠装饰中均有琥珀，据《清会典图考》记载：“皇帝朝珠杂饰，唯天坛用青金石，地坛用琥珀，日坛用珊瑚，月坛用绿松石。”清代一品官的官帽上镶嵌的顶珠就是名贵稀有的酒红色琥珀。

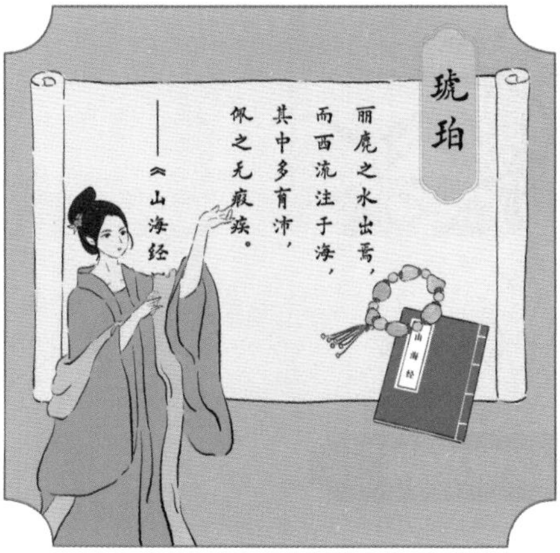


琥珀不仅是一种芳香剔透、流光溢彩的宝石，还是一味不可多得的名贵药材。例如，《山海经》中曾记载“丽麂之水出焉，而西流注于海，其中多育沛，佩之无瘕疾”，意思是佩戴和使用琥珀可以预防和治疗瘀血肿块一类的疾病。

魏晋陶弘景的《名医别录》就把琥珀列为上品，书中记录琥珀具有安心定志、散瘀止血、清心利尿、生肌愈伤、明目祛障等功效。唐代苏鹗撰写的《杜阳杂编》记载：“时有裨将为流矢所中，上碎琥珀匣以赐之。”讲

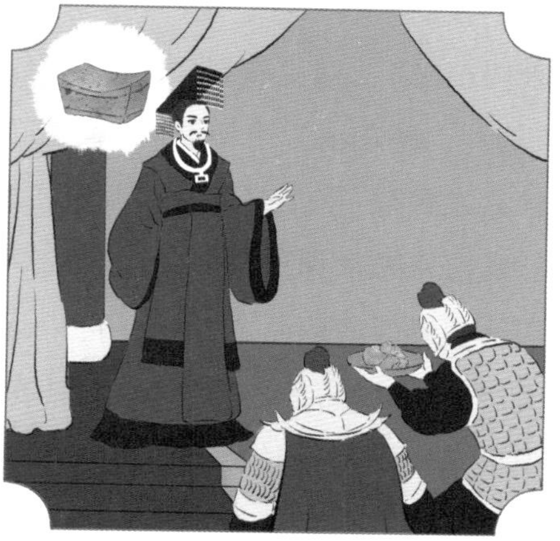

的是唐德宗在一次反击回纥的战斗中，命人敲碎了一个名贵的琥珀匣子，赐给将士治刀箭创伤。宋武帝刘裕也曾将宁州地方官进献的琥珀枕命人砸碎，分给将领治伤。关于琥珀药用的典故还有很多，唐代大医药家孙思邈曾经遇到过刚刚难产而“死”的产妇，见棺缝渗出鲜血，便让人急取琥珀粉给产妇灌服，又以红花烟熏“死者”鼻孔，不久产妇复苏。众人皆称孙思邈为神医，他说：“此乃神药琥珀之功也。”此外，孙权的三儿子不慎划伤了邓夫人面部，后来用琥珀末、朱砂及白獭髓配药涂抹，不仅没留疤痕，且白里透红。所以，古代很多美容养颜的外用方药中都含有琥珀。《西京杂记》中就记载了赵飞燕使用琥珀枕头美容嫩肤、安神助眠。李白有诗“且留琥珀枕，或有梦来时”，说明琥珀枕在唐代也十分流行。

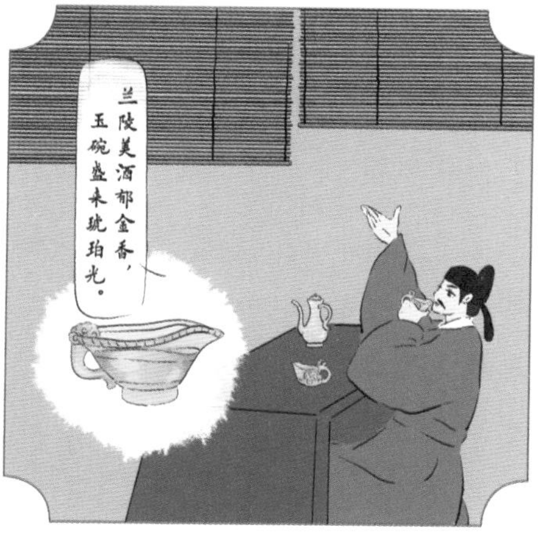


此外，古人还认为琥珀具有解酒的作用，因此琥珀也常常被用来制成名贵的酒器。例如，《拾遗记》中就有“或以琥珀为瓶杓”的记载，杜甫有诗云“春酒杯浓琥珀薄，冰浆碗碧玛瑙寒”，说的是琥珀做的酒杯薄而透明，可以看出所盛酒的浓度。还有“葡萄美酒夜光杯，欲饮琵琶马上催”，夜光杯据考证也是由琥珀制成。此外，在很多古诗词中，琥珀总是与美酒共同出现，唐朝白居易的“荔枝新熟鸡冠色，烧酒初开琥珀香”，李白的“兰陵美酒郁金香，玉碗盛来琥珀光”，刘禹锡的“琥珀盏红疑漏酒，水晶帘莹更通风”，李贺的“琉璃钟，琥珀浓，小槽酒滴真珠红”，李清照的“莫许杯深琥珀浓，未成沉醉意先融”，都是将美酒和琥珀联系在一起。

琥珀的医疗保健功能在世界各地都有应用。据载，沙皇时期的俄国，人们认为佩戴琥珀制成的项链可以远离病痛，孕妇佩戴琥珀项链有助于顺利生产。在德国，人们认为儿童佩戴琥珀项链可以顺利地长出坚固的牙齿。而中世纪瘟疫流行时，人们用琥珀作香料预防瘟疫。时至今日，琥珀仍在香熏疗法中被使用。今天我们所熟知的很多中成药中也多含有琥珀成分，如琥珀抱龙丸、琥珀安神丸、保婴丹、猴枣化痰丸等。

## 六、春寒乳和地黄粥

采地黄者

唐·白居易

麦死春不雨，禾损秋早霜。
岁晏无口食，田中采地黄。
采之将何用？持以易糇粮。
凌晨荷锄去，薄暮不盈筐。
携来朱门家，卖与白面郎。
与君啖肥马，可使照地光，
愿易马残粟，救此苦饥肠！

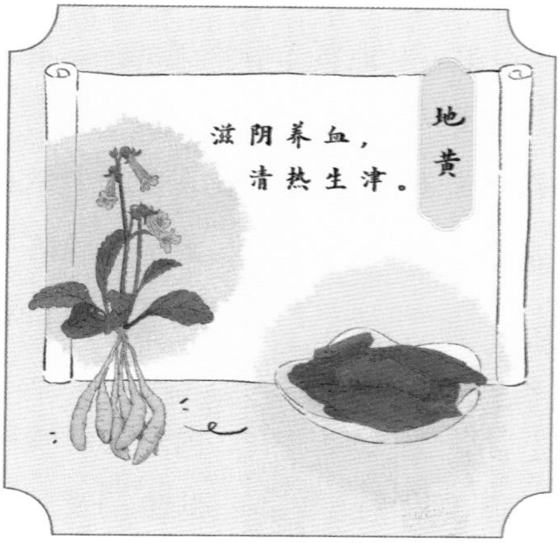


在这首诗中，唐代诗人白居易描写了在饥荒灾年，贫民采地黄卖给富贵人家喂马以谋生的情景。农民接连遭到春旱秋霜之灾，入冬后食不果腹，他们早出晚归，采收少得可怜，装不满筐子的地黄，上门卖给富贵人家喂马，甚至愿意用地黄换取马吃剩的粟米，来使饥肠辘辘的自己不被饿死。这首诗真实地反映了在封建时代，百姓生活得甚至不如富贵人家的牛马。

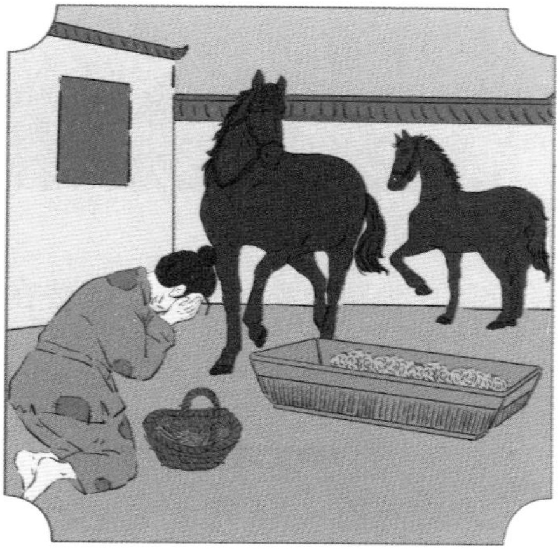

诗中的地黄是一种药材，嫩苗可食，叶可作为蔬菜，根茎可以作为药材使用。晒干生用的地黄叫生地，蒸熟之后的地黄叫熟地，具有滋阴养血、清热生津的作用。“与君啖肥马，可使照地光”，意思是富贵人家的肥马吃了地黄后，皮毛会更加油亮可鉴，把地面都照亮了。这显然是一种夸张的写法，但白居易确实非常认可地黄的养生功效，他在《春寒》中写道：“今朝春气寒，自问何所欲。酥暖薤白酒，乳和地黄粥。”说明白居易也曾用地黄熬粥进行“食疗”。其实，对地黄十分推崇的还有晋代的葛洪，他在《抱朴子》中记载“楚文子服地黄八年，夜视有光”“韩子治用地黄苗喂五十岁老马，生三驹，又一百三十岁乃死”，由此可见地黄的作用之大。

苏东坡老年时，常感心烦口渴，头发干枯、脱落严重。他读了白居易的《采地黄者》后，便自种地黄一片，经常采摘食用，结果烦躁内热的症状明显改善，头发和皮肤也润泽了许多。他便在《小圃地黄》中写下了“地黄饲老马，可使光鉴人。吾闻乐天语，喻马施之身……丹田自宿火，渴肺还生津。愿饷内热子，一洗胸中尘”的诗句。本诗记录了他受到白居易地黄饲马的启发，也用地黄治疗阴虚内热之疾的事情。他曾在信中向友人推荐地黄，“药之膏油者，莫如地黄，啖老马，复为驹”。

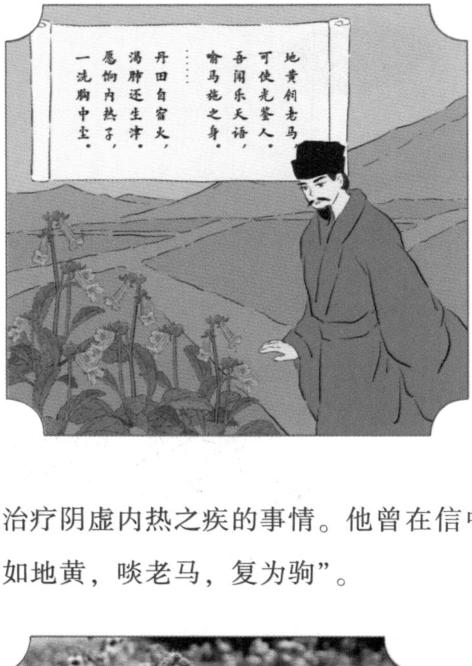


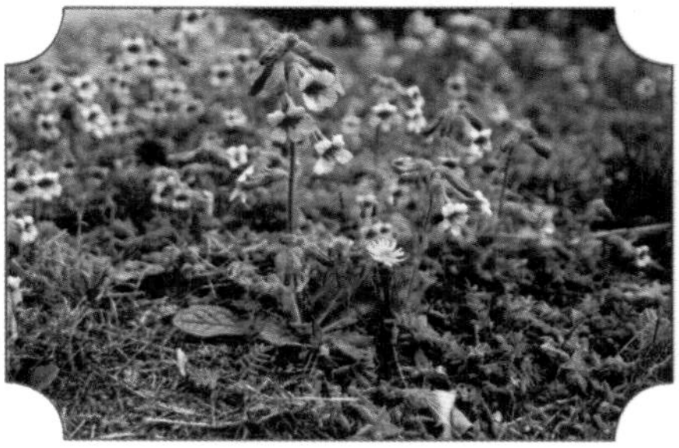

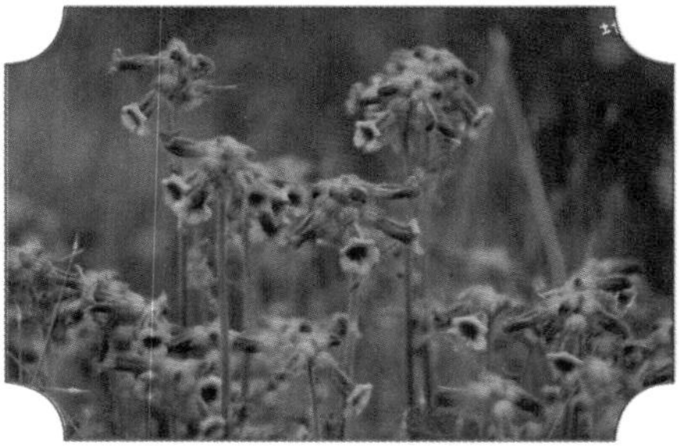

而另一位大诗人陆游也曾在《梦有饷地黄者味甘如蜜戏作数语记之》中这样描述地黄："异香透昆仑，清水生玉池。至味不可名，何止甘如饴。儿稚喜语翁，雪颔生黑丝。老病失所在，便欲弃杖驰。晨鸡唤梦觉，齿颊余甘滋。"意思是，吃了甘甜可口的地黄，白发中生出了黑丝，疾病也似乎都消失了，可以扔掉拐杖奔跑了。

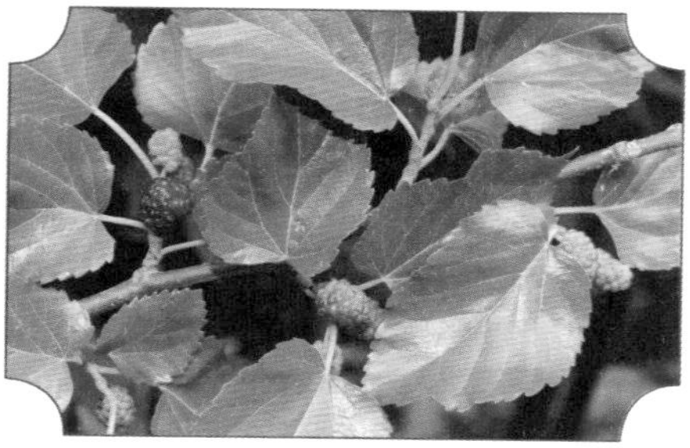

地黄滋阴养血的功效还被用在桑蚕养殖中，北宋庄季裕撰写的《鸡肋编》中就记载："用生地黄四两，研汁洒桑叶饲之，则取丝多于其他。"在出蚕时节，将新鲜的地黄汁洒在桑叶上喂蚕，会提高蚕的吐丝量。

由此可见，中草药自古不仅可以用于健康保健和疾病治疗，还可以广泛应用于农桑水产、畜牧种植等很多生活领域。

## 七、碧松之下茯苓多

予少年颇知种松　手植数万株　皆中梁柱矣都梁山

宋·苏轼

露宿泥行草棘中，十年春雨养髯龙。

如今尺五城南杜，欲问东坡学种松。

君方扫雪收松子，我已开榛得茯苓。

为问何如插杨柳，明年飞絮作浮萍。

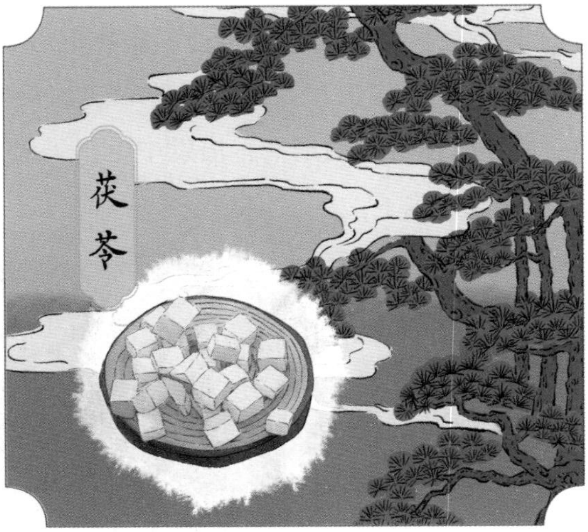


在这首诗中，是苏轼写自己年少时喜欢种植松树，并写了种植松树的好处，除了可以用作房屋栋梁的木材，还可以额外收获松子和茯苓。而当他被问到为何不种植杨柳时，他揶揄地说，那只能收获一些柳絮，飘到水面上成为浮萍。诗中的松子是松树的种子，也是一种非常常见的坚果。而茯苓则是寄生在松树根上的真菌菌核。李商隐曾写过“碧松之下茯苓多”，陆游曾写过“松根茯苓味绝珍”，贾岛曾写过“华岳松边采茯神”……历代很多诗人都描述过茯苓和松树的寄生关系。

关于茯苓，大诗人杜甫有着更深的感情。杜甫被贬后曾一度居无定所，过着“残杯与冷炙，到处潜悲辛”的困厄生活，靠求亲告友，在成都浣花溪边盖了一座茅屋，即“八月秋高风怒号，卷我屋上三重茅”（《茅屋为秋风所破歌》）中的茅草屋。当时，这位忧国忧民的大诗人饥寒交迫，经常要亲自去山上采挖茯苓以换取口粮。他写的“寄语杨员外，山寒少茯苓”就写出了当时他那种悲凉的境遇和惨淡的心境。他还曾作诗“知子松根长茯苓，迟暮有意来同煮”，借着茯苓和松树紧密相连的关系，表达了自己渴望找到志趣相投的友人的愿望，也暗含着自己知音难觅的忧伤。

茯苓具有利水渗湿、健脾安神的功效，将它与各种药物配伍，都能发挥其独特功效。因此，茯苓自古就被称为“四时神药”，被认为有益寿延年的保健功效。南北朝名医陶弘景称茯苓为“上品仙药”。黄庭坚在《鹧鸪天》中写道：“汤泛冰瓷一坐春，长松林下得灵根，吉祥老子亲拈出，个个教成百岁人。”而曹雪芹在《红楼梦》中多次写茯苓：粤籍官员用“茯苓霜”作为礼品拜见贾家，贾宝玉谈论林妹妹时也提到了“千年松根茯苓胆”，可见曹雪芹也非常认可茯苓的功效。明代李时珍则在《本草纲目》中介绍了茯苓粥、茯苓馄饨的做法和功效，此外，茯苓饼、茯苓糕、茯苓酒等都是常用的以茯苓为主要原料的保健食品。

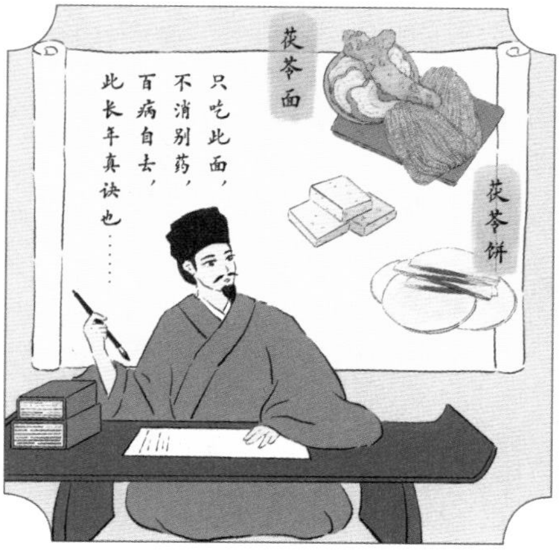


苏轼和他的弟弟苏辙都对茯苓情有独钟，苏东坡曾在《与程正辅书》中写茯苓治愈了自己的难言之隐——痔疮：“黑芝麻去皮，九蒸晒，茯苓去皮，入少白蜜为面。食之甚美，如此服食多日，气力不衰，而痔减退。”还建议“只吃此面，不消别药，百病自去，此长年真诀也”。他认为芝麻茯苓面不仅可以治痔疮，还能祛百病，使人延年益寿。而苏辙少年时脾胃虚弱，体质较差，通过食用茯苓，身体状况有了很大的改善，特意写了《服茯苓赋》来记录这段经历。

相比于苏轼兄弟药到病除的经历，大文豪柳宗元却闹了一个乌龙。他在《柳宗元集》中记载了自己曾患有腹胀心慌的病症，医生建议他食用茯苓来治疗。他买来茯苓煮食后，病情不但未得到好转，反而加重。后来才发现，原来他买的根本不是茯苓，而是山芋。为此，柳宗元特意写了《辨茯苓文并序》，指出：“物固多伪兮，知者盖寡；考之不良兮，求福得祸！”这首诗提醒世人在买药材时一定要分清真伪。

## 八、红树蝉声满夕阳

**蝉**

唐·虞世南

垂緌饮清露，流响出疏桐。

居高声自远，非是藉秋风。

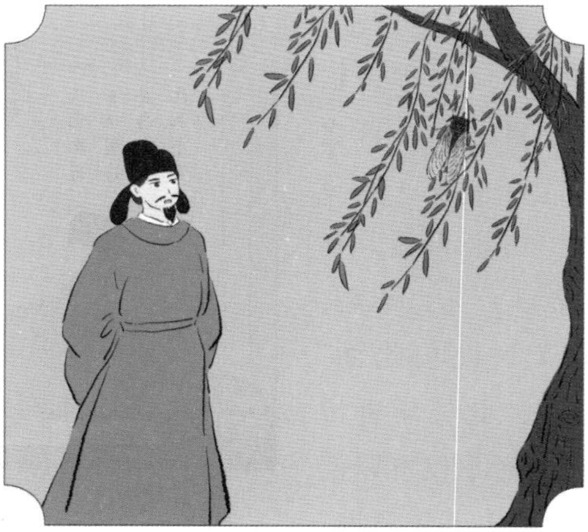

这首咏蝉的诗是唐朝政治家、诗人虞世南所作，虞世南是凌烟阁二十四功臣之一，被唐太宗李世民赞为具备德行、忠直、博学、文辞、书翰“五绝”的当朝重臣。虞世南描写了蝉高居树上、餐风饮露的清高，鸣声因高彻响亮而远播，却并非是借助秋风的力量。诗人用蝉的清贵自喻，展现了一个政治家的气韵和自信。

一个当朝重臣为何以蝉自拟呢？这是因为古人认为蝉食露水，居高独鸣，所以蝉常被比作不食人间烟火、清贵高雅之士。荀子说：“饮而不食者，蝉也。”曹植的《蝉赋》也称赞蝉“实澹泊而寡欲兮，独怡乐而长吟”。欧阳询在《艺文类聚》中引用郭璞《蝉赞》曰：“虫之精洁，可贵惟蝉。潜蜕弃秽，饮露恒鲜。”蝉从破土挣出，攀爬向上，羽化蜕皮，又被赋予了莲花般出淤泥而不染的精神。《史记·屈原贾生列传》写蝉“自疏濯淖污泥之中，蝉蜕于浊秽”，将蝉喻为高尚人格之化身。晋代陆云《寒蝉赋》中写蝉“含气饮露，则其清也；黍稷不享，则其廉也；处不巢居，则其俭也；应候守常，则其信也”，赋予了蝉“清、廉、俭、信”的特征，认为“君子则其操，可以事君，可以立身，岂非至德之虫哉”。或许，这就是虞世南咏蝉明志的缘由吧！

在唐朝，除了虞世南的这首《蝉》，骆宾王的《在狱咏蝉》和李商隐的《蝉》也非常有名，这三首咏蝉诗被后人誉为“咏蝉三绝”。骆宾王因得罪权贵身陷囹圄，作《在狱咏蝉》一诗，以蝉喻己，用“露重飞难进，风多响易沉”形容自己压力重重，举步维艰，阻力让自己连辩解声都无法发出。而李商隐的《蝉》用“本以高难饱，徒劳恨费声”描绘了一个栖于高树，餐风饮露，难以果腹，拼命地鸣叫却无人理睬之蝉的形象，表达了诗人深受排挤，漂泊不定，四处呐喊却壮志难酬的怀才不遇之境遇。三首诗都是托物言志，立意不同，各有千秋。在不同的人生际遇和心境下，人会对蝉有迥然不同的感悟。

除了唐诗，宋词中也有很多蝉的意象。除了苏轼“殷勤昨夜三更雨，又得浮生一日凉”时，路遇“衰草小池塘”边的“乱蝉”，还有辛弃疾“明月别枝惊鹊，清风半夜鸣蝉”中夏夜里的鸣蝉，柳永“寒蝉凄切，对长亭晚，骤雨初歇”中秋雨后的寒蝉。

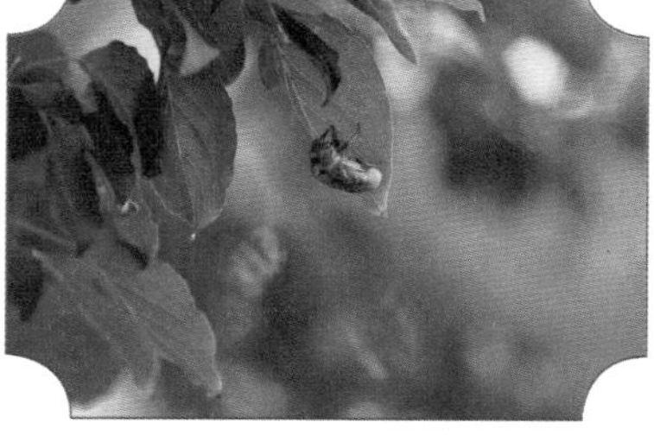

因为蝉具有鲜明的季节特性，因此它又被赋予了年复一年、时光易逝的含义；被多愁善感的诗人赋予了离别思乡、送别离伤的情感。例如，白居易曾写过两首以《早蝉》为名的诗，分别用“一催衰鬓色，再动故园情”和“一闻愁意结，再听乡心起”抒发了思乡离愁，在《答梦

得闻蝉见寄》中写“人貌非前日，蝉声似去年”，表达了时光易逝、物是人非的感叹。五代时期的诗人刘昭禹写“莫侵残日噪，正在异乡听”，唐代陆畅《闻早蝉》曰“落日早蝉急，客心闻更愁”，鲍溶《晚山蝉》写“山蝉秋晚妨人语，客子惊心马亦嘶”，卢殷《晚蝉》曰“犹畏旅人头不白，再三移树带声飞”，以上诗句都抒发了诗人客居他乡的孤苦情感。此外，还有孟浩然“夕凉风至，闻蝉但益悲”之壮志未酬的失意和元稹《送卢戡》“红树蝉声满夕阳，白头相送倍相伤”之送别离伤的不舍。另外，贾岛《病蝉》的“露华凝在腹，尘点误侵睛。黄雀并鸢鸟，俱怀害尔情”也表达了作者才华满腹却被排挤打压的悲怆之情。

其实，蝉并非如古人所说的那样只饮露水，而是靠吸食树木的汁液生存。蝉的幼虫在土中刺吸植物根部汁液，上树脱壳羽化后需要吸树的汁液。因此，蝉其实是名副其实的“寄生虫”，只不过是人们赋予了它清廉高雅的想象而已。

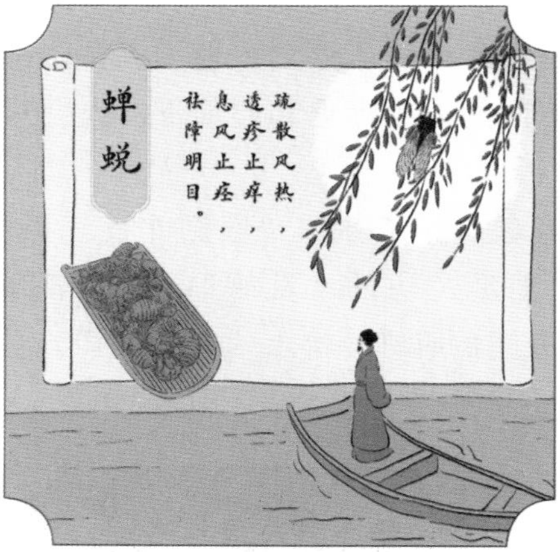


蝉不仅承载着文人墨客情怀之思绪的文学价值，还具有非常高的食用和药用价值。我国食蝉的历史悠久，在《礼记》中就有食蝉的记载。蝉的营养价值非常高，是一种天然的营养滋补品，因此一直是盛夏时节一道时令美食。而蝉羽化时所蜕下的壳是一味非常常用的中药——蝉蜕，具有疏散风热、透疹止痒、息风止痉、祛障明目的功效，常常用于麻疹、风疹、风热咳喘、小儿高热烦躁、惊痫抽搐等疾病的治疗。

小小的蝉为了能羽化飞翔，引吭高歌，在黑暗潮湿的泥土中忍受数年，不断地孕育积蓄力量，只为了等到破土而出的那一天，脱胎换骨，脱颖而出。这种精神非常值得我们学习。

## 九、蟠龙腾驾灵芝祥

灵芝篇（节选）

魏晋·曹植

灵芝生王地，朱草被洛滨。

荣华相晃耀，光采晔若神。

曹植这几句关于灵芝的诗句描写出了神女采撷灵芝时安详而闲适的神态。曹植似乎对灵芝情有独钟，他在很多诗中都描写了灵芝，这一首《灵芝篇》的开篇几句就把红色灵芝奉为洛水岸边神女采撷的圣地之仙草，充满了无限的荣耀和光彩。除了这首诗，他的《洛神赋》中有“攘皓腕于神浒兮，采湍濑之玄芝”的句子，也描绘了一幅神女伸出洁白的纤纤玉手，在急流中采撷岸边灵芝的场景。

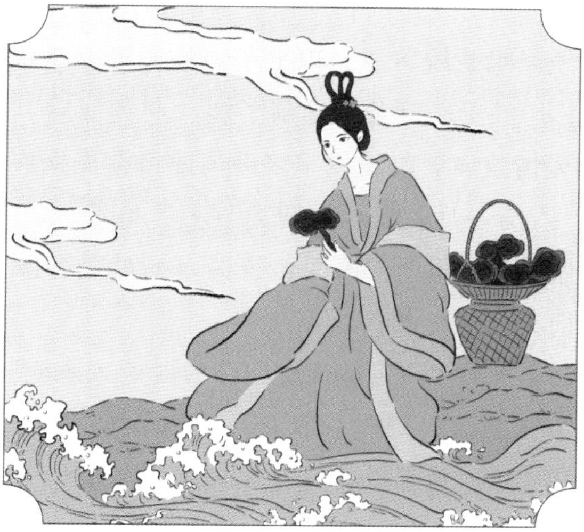

诗中神女采集的仙草灵芝其实是多孔菌科植物灵芝（赤芝）或紫芝的子实体，是腐生于栎及其他阔叶树根部或枯干上的一种菌类。《列子》记载"朽壤之上，有菌芝者"，南宋《尔雅翼》写"芝，瑞草，一岁三华，无根而生"，说明我国在古代就认识到灵芝不同于土生植物。也许是因为灵芝菌盖表面有许多环形轮纹，酷似祥云，因此自古灵芝就被称为仙草、瑞草、瑶草、还阳草，被认为是吉祥富贵的征兆。北宋著名诗人秦观就曾写道："草之有芝，犹鸟之有凤，兽之有鳞，从古相传，以为瑞物。"他将灵芝比作传说中的凤凰、麒麟等灵禽祥兽，因此在中国几千年的文化故事中，灵芝就被赋予了神秘的光环，并伴之以许多美丽的神话传说。

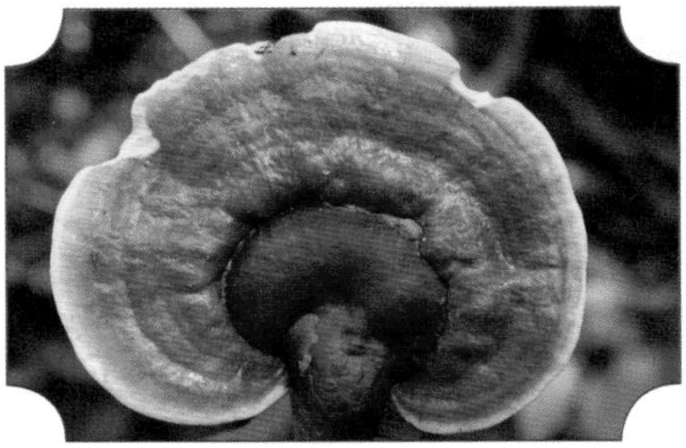

北魏《水经注》记载，炎帝（南方天帝赤帝）有个叫瑶姬的女儿，未出嫁就去世了，葬在了巫山的南面，"精魂依草，实为灵芝"。《水经注》把灵芝写成是由天帝幼女瑶姬的精魄所化生。神话故事《白蛇传》中，中秋佳节时，白娘子误喝了雄黄酒，现出了白蛇原形，吓死了许仙，白娘子只身前往峨眉山，历经千辛万苦，寻到了能"起死回生"的仙草灵芝。这个"盗仙草"的爱情故事被改编成很多经典曲目在民众中广为流传。葛洪《神仙传》记载，农历三月三日西王母寿诞日，麻姑就在绛珠河畔酿灵芝酒，进献给王母做寿礼。因此，民间传统的《麻姑献寿图》就有麻姑手捧灵芝酒，仙鹤嘴衔灵芝的场景。

古代封建社会也把硕大灵芝的出现归结为"天人感应"，认为祥瑞灵芝的出现象征着统治王朝政治清明，帝王英明，广施德政，这让一些阿谀奉承的官员想尽一切办法收集祥瑞的灵芝草以邀宠献媚。

《汉书·武帝本纪》记载，元封二年六月，武帝诏曰："甘泉宫内产芝，

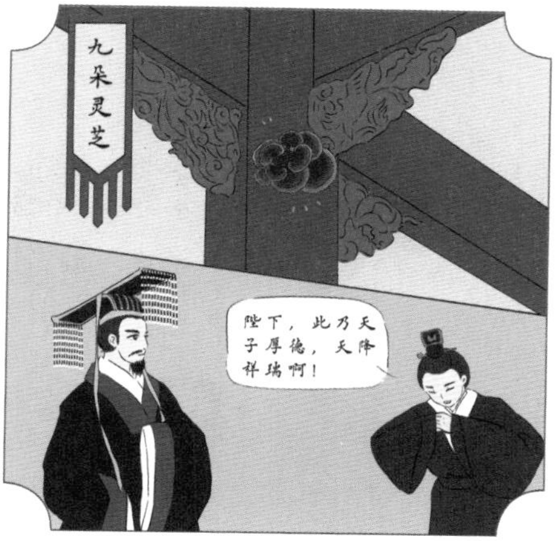


九茎连叶。”为庆祥瑞，遂作《芝房之歌》以记其事。意思是汉武帝的行宫甘泉宫的梁木腐朽，一株上面有九朵灵芝，大臣们便借机献媚，认为这是天子厚德，天降祥瑞，汉武帝一高兴，便给大臣们加封晋爵，大赦天下。

由此，各级地方官员为了邀功请赏，便逼迫百姓收集采挖灵芝，以备拍马溜须之用。宋代王安石在《芝阁赋》中就描述了统治阶层逼迫百姓搜寻灵芝的情形：“大臣穷搜远采，山农野老攀援狙杙，以上至不测之所不通，下至溪涧壑谷……人迹之所不通，往往求焉。”大臣们命人各方搜罗灵芝，民众攀爬到人迹罕至的山林、险峻陡峭的沟壑悬崖，到处寻找采挖，以至于各地都呈报了当地发现灵芝的事情。据《宋史·五行志》记载，宋真宗在位的二十五年间，各地进献灵芝一百一十六次。明世宗时，各地进献的灵芝在宫中堆积成山，称为“万岁芝山”。在交通不发达的古代，积累如此多的野生灵芝，要耗费多少人力物力，挥霍多少百姓的血汗！永乐宫三清殿的巨幅壁画《朝元图》中，宫女手捧灵芝进献的画面就真实地反映了当时进献灵芝的场面。但真正的明君并不在意这种“天降祥瑞”的无稽之谈，而是把百姓吃饱穿暖、安居乐业作为国泰民安的祥瑞之象。

灵芝的“心形”和“云纹”图案在民俗绘画、雕件、古代建筑物、装饰品等中屡见不鲜。例如，由其衍化而成的“如意”摆件，天安门城楼前华表上的“蟠龙腾驾灵芝祥云”，天坛祈年殿宝顶上环绕九龙的灵芝祥云，紫禁城大殿前雕有蟠龙和灵芝祥云的石板路，孔庙进士提名碑基座上雕刻的灵芝图案等，都是灵芝文化的代表。灵芝蕴含了吉祥如意的文化意味，还是一味对人体有较高保健价值的中药。在陕北出土的壁画中，有一幅《神农采芝图》，由此可以将灵芝的药用历史追溯至公元前四千余年。《神农本草经》将灵芝列为上品药材，认为其“益心气，增智慧，坚筋骨，好颜色，久服，轻身不老延年”，有补气益血、养心安神、止咳平喘的作用。《本草纲目》言其“明目益精”。很多古籍都为灵芝的药用价值赋予了神话色彩。曹植在《飞龙篇》中写过遇到骑乘白鹿、手持灵芝的仙人的经历；传说，唐尧时代长寿翁彭祖的养生之道是“茹芝饮瀑，遁迹养生”；汉乐府诗《长歌行》也描述了“仙人骑白鹿……揽芝获赤幢……发白复又黑，延年寿命长”的景象，说服食红色灵芝可以延年益寿。

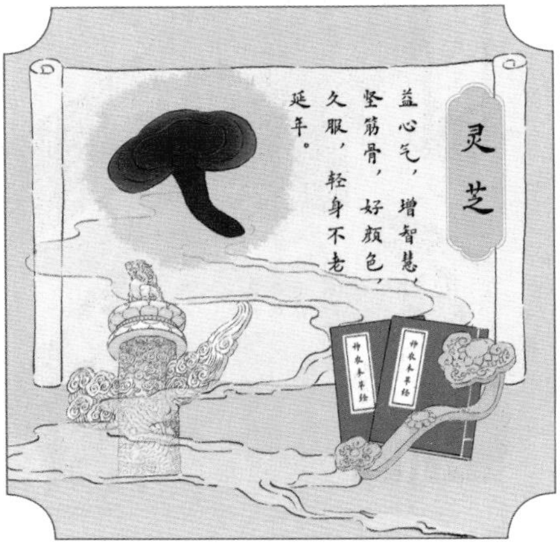


药理研究表明，灵芝含有多种氨基酸、生物碱及无机元素，能增强中枢神经系统功能，加强血液循环，提高机体免疫功能，并有抗过敏、止咳、祛痰作用。所以，从药用价值出发，灵芝也确实是一味有益于百姓的“祥瑞仙草”。

## 十、九月九日佩茱萸

九月九日忆山东兄弟

唐·王维

独在异乡为异客，每逢佳节倍思亲。
遥知兄弟登高处，遍插茱萸少一人。

唐代著名诗人王维用这首诗抒发了身在异乡对家乡亲人的无限思念之情，诗中也描述了重阳节这天，人们要登高望远和佩戴吴茱萸的习俗。

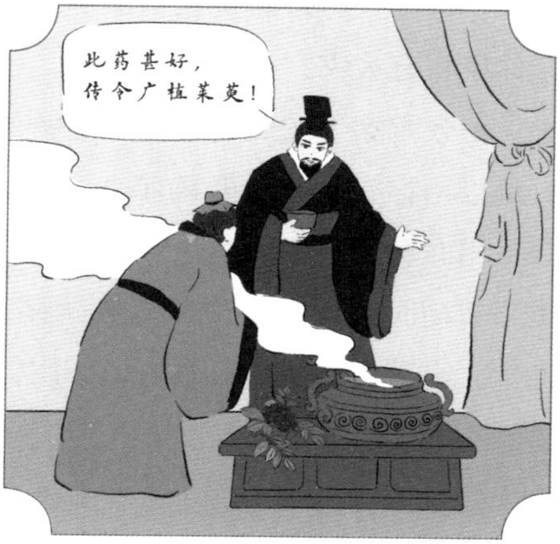


关于吴茱萸名字的由来，还有这样一个典故：春秋战国时期，弱小的吴国每年都得按时向强邻楚国进贡。有一年，吴国的使者将本国的特产——茱萸献给楚王。傲慢的楚王根本看不起这不起眼的东西。次年，楚王受寒旧病复发，腹痛如刀绞，群医束手无策，忙将吴国进献的茱萸煎熬，献给楚王服下，片刻止痛，楚王自此便令广植茱萸。几年后，楚国瘟疫流行，全靠茱萸挽救了成千上万百姓的性命。楚王便在茱萸的前面加了一个“吴”字，改称其为“吴朱萸”。吴茱萸入药的部位是其果实，具有散寒止痛、降逆止呕、助阳止泻等功效。

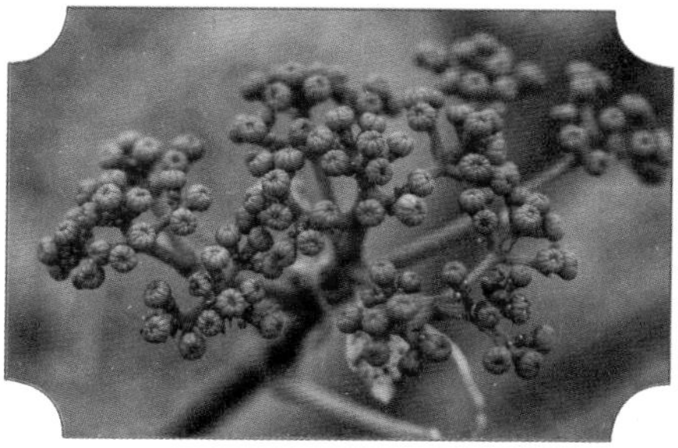

重阳佩茱萸的习俗在唐代很盛行，除了王维的《九月九日忆山东兄弟》，杜甫在《九日蓝田崔氏庄》中也写道：“明年此会知谁健？醉把茱萸仔细看。”这首诗表达了对世事难料的无限悲悯。唐代进士万楚在《茱萸女》一诗中也描绘了“山阴柳家女，九日采茱萸。复得东邻伴，双为陌上姝。插花向高髻，结子置长裾”之女子采茱萸的景象。

重阳节与吴茱萸的关系，在西汉的《西京杂记》中就有记载：“九月九日佩茱萸，食蓬饵，饮菊花酒，云令人长寿。”晋朝周处的《风土记》中也有记载："九月九日折茱萸以插头上，辟除恶气而御初寒。"因此，吴茱萸还有个雅号叫"辟邪翁"。南朝神话志怪小说《续齐谐记》中有一则与吴茱萸有关的故事：汝南人桓景随费长房学道法，一日，费长房对桓景说："九月九那天，你家将有大灾，必须要佩茱萸、登高山、饮菊酒，方可避祸。"九月初九这天，桓景携家人按照费长房说的做了，傍晚回家一看，家中牲畜都已死亡，家人得以幸存，故吴茱萸又有"辟邪翁"之名。这个故事虽然具有神话色彩，但却是当时劳动人民从生活经验中总结出的一种简便易行的避瘟防疫法，因为重阳节期间，秋雨潮湿，秋热尚存，居处及衣物容易霉变，湿热疫气也容易滋生，吴茱萸有消毒、祛虫的作用，重阳节佩茱萸的风俗遂逐渐流传开来。《本草纲目》引用《淮南万毕术》这样记载吴茱萸："井上宜种茱萸，叶落井中，人饮其水，无瘟疫。"这些都反映了我们的祖先具有预防疾病的科学思想。

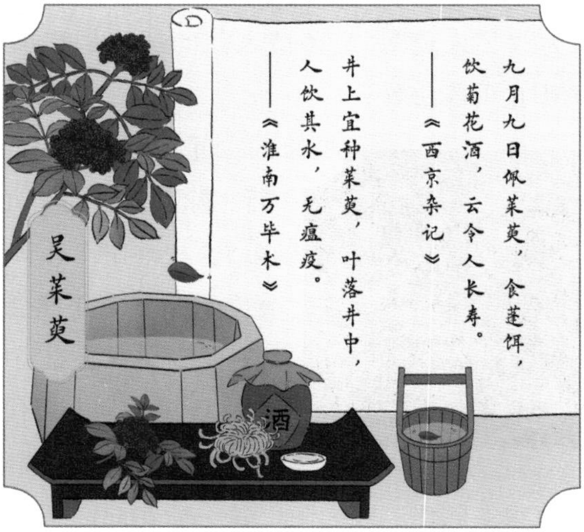
九月九日佩茱萸，食莲饵，饮菊花酒，云令人长寿。
——《西京杂记》
井上宜种茱萸，叶落井中，人饮其水，无瘟疫。
——《淮南万毕术》
吴茱萸
酒

# 十一、未就丹砂愧葛洪

**赠李白**

唐·杜甫

秋来相顾尚飘蓬，未就丹砂愧葛洪。

痛饮狂歌空度日，飞扬跋扈为谁雄。

这首七言绝句，是杜甫与被贬谪离京的朋友李白相会时所作，大意是：我们在秋天相见，仍像飘蓬一样飘忽不定。丹砂没有被炼成仙药，真是愧对葛洪的仙方；痛饮美酒，纵情歌唱，虚度光阴，您这般奔放豪迈，又有谁来欣赏您的勃勃雄心呢？

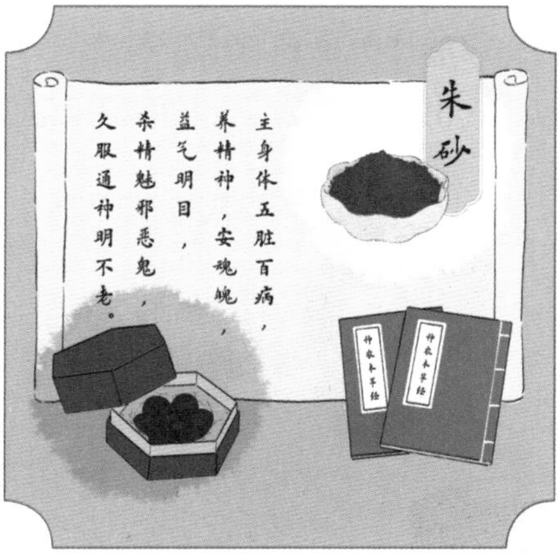


文中的丹砂就是朱砂，而葛洪则是东晋的大医药家和炼丹家。朱砂色泽鲜红，被认为是吸收日月精华而成的产物，所以被道家用于炼制丹药，以期达到益寿延年的目的。但实际上，丹砂的主要成分是硫化汞，还含有少量游离态的汞，长期大量服用会造成蓄积性汞中毒，从而致病甚至致死。东汉学者郑玄就指出“丹砂见火，则毒等砒霜，服之必毙”，而且把它列为“五毒之石”的一种。历史上，许多皇帝都因服食含有朱砂等矿物的丹药而中毒身亡。

《葛洪炼丹图》所绘即为东晋著名炼丹家葛洪。他所著的丹书《抱朴子·

内篇》集魏晋炼丹术之大成，是一本非常重要的炼丹术专著。

不过，朱砂确实是一味重要的中药，《神农本草经》将朱砂列为上品药之首，说它能“主身体五脏百病，养精神，安魂魄，益气明目，杀精魅邪恶鬼。久服通神明不老”。《洁古珍珠囊》云朱砂“心热非此不能除……辟除鬼魅百邪之神物”，意为安魂魄，其安神功能为历代医家广泛应用于临床治疗。通常，将微量朱砂做成丸药或散剂口服，可治疗癫狂惊乱、精神恍惚、寝寐不安、小儿惊风等病症。曹雪芹在《红楼梦》中就写了王熙凤女儿巧姐发热惊风时用朱砂治疗的情节。据史书记载，光绪皇帝也经常服用“朱砂莲心散”助眠。而朱砂外用可以治疗口疮喉痹、疮疡肿毒等病症。

在远古时代，我们祖先就存在“红色崇拜”，对红色的喜爱从史前文明一直延续到现在。据考古发现，两千七百多年前的西周时期，宫廷地面就被涂成了红色，祭祀时人们喜欢选择红色的牛。到了汉朝，红色成了高贵的象征，汉高祖刘邦将红色定为皇家特用颜色，皇帝与皇后所穿的服装以红色为主，就连宫门的柱子也被染成了红色。红色还被认为可以鼓舞士气，象征祥瑞，所以历代出兵作战时，士兵们的战袍也是以红色为主。《三国演义》中，吕布和关羽骑过的赤兔马就是一匹立下赫赫战功的红色宝马。到了明朝，由于朱元璋姓朱，所以红色更被推崇到无以复加的地位。

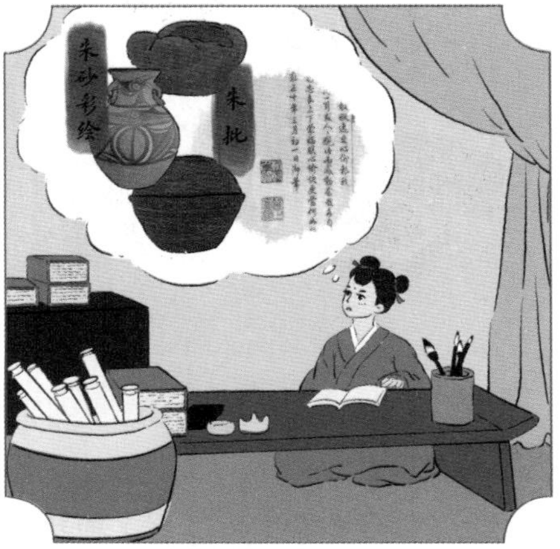


由于朱砂红色纯正、亮丽，加上取之简便、易得，所以它便成了从古至今“中国红”的主要来源。我国利用朱砂作为红色颜料，最早可追溯到新石器时代。那时，很多陶器、木器上面的绘画装饰就是用朱砂为原料勾画的，如距今六千多年的河姆渡遗址第三文化层中发现的漆碗，就是用朱砂涂饰的。古时候，朱砂被广泛应用到了祭祀、礼仪等各个日常生活领域。例如，常见小孩子眉宇间用朱砂点一个红点，是为求吉祥，消灾避祸。额头红点名曰“吉祥点”，还有一层意思是“开天眼”，其寓意着孩子从此眼明心明，好读书，读好书。朱砂也确实与读书学习有关，古人读书时往往用红色颜料在书上做注释，而这些红色颜料多以朱砂为主要原料，所以这种红色的注释叫作“朱批”。而到了清朝，朱批则特指皇帝用朱笔在奏章上所作的批示。清代雍正皇帝就用朱砂作为颜料批阅奏折，他在位的十三年中，使用朱砂书写了一千余万字，这些朱批至今颜色艳丽，没有褪色，说明朱砂制成的红色颜料经久耐磨，附着力强。长沙马王堆汉墓出土的丝织物中，就有很多花纹是用朱砂绘成的，虽历经两千多年，其色泽依然鲜艳无比。1964 年，为庆祝中华人民共和国建国十五周年，画家李可染按照《沁园春 · 长沙》名句“看万山红遍，层林尽染”创作了七幅《万山红遍》，就是用半斤乾隆御用朱砂为颜料画成的。大量浓密的朱砂点使画面效果格外强烈、震撼，让这七幅画成为举世瞩目的名画。

## 十二、珍珠索得龙宫贫

采珠歌五首（节选）

清 · 冯敏昌

江浦茫茫月影孤，一舟才过一舟呼。

舟舟过去何舟得？采得珠来泪已枯。

当外界杂质进入珍珠贝的外套膜内，贝类软体会为保护自己而分泌一种珍珠质，层层包裹异物形成赘生物，日久则会形成天然珍珠。《尚书·禹贡》中有“淮夷宾珠”的记载，《格致镜原·装台记》记载周文王曾用珍珠装饰发冠，《韩非子》中有“隋侯之珠，不饰以银黄，其质其美，物不足以饰”的记载，说明早在数千年前，人们就发现并开始使用珍珠。但在封建社会，美丽的珍珠没有给百姓带来幸福，反而造祸于民，这首诗写的就是采珠百姓在王命赋税和生计的双重逼迫下悲惨采珠的场景。

广西合浦是中国汉代海上丝绸之路的始发港之一，其所在的东南沿海自古盛产珍珠，是“中国南珠之乡”。从秦始皇统一六国开始，朝廷就要求合浦一带郡县进献贡珠，珍奇硕大的珍珠更成为官员用以献媚的宝物。史书就记载了东汉桂阳太守文砻向汉顺帝“献珠求媚”的故事。《合浦县志》记载：“合浦南部地瘠人贫，不种粮食，耕海采珠，以珠易米。”孩童“年十余岁，使教入水”，劳苦百姓所处境况正是“曾驱万命沉海底，予似当年去不还”。据《后汉书》记载，在频繁密集的捕捞下，合浦沿海的珍珠贝不堪其扰，都逐渐迁移到了邻近的交趾郡海域，这种现象被称为“珠逃交趾”。后来，孟尝太守上任后，革除弊端，不准滥捕，合浦南珠又逐渐生长繁衍，这就是“珠还合浦”典故的由来。

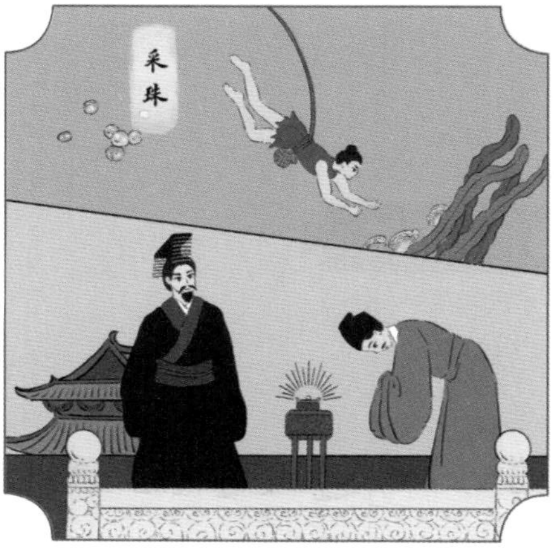


历代珠民为了生计，必须冒险到深水处采珠，无数珠民葬身海中。李白有诗云：“相逢问疾苦，泪尽曰南珠。”唐代诗人李咸用曾用“珍珠索得龙宫贫，膏腴刮下苍生背”来形容官府对百姓压榨无度，搜刮民脂民膏的行径。明朝廉州知府林兆珂在《采珠行》中也说道：“哀哀呼天天不闻，十万壮丁半生死。”李时珍也在《本草纲目·真珠篇》中描述过珠民采珠的艰险：“以长绳系腰，携篮入水，拾蚌入篮即振绳，令舟人急取之。若有一线之血浮水，则葬鱼腹矣。”

珍珠如此被追求，除了因为它是一种珍贵的珠宝，也是因为它的药用功效。《本草纲目》中记载：“珍珠味咸干寒无毒，镇心点目。涂面，令人润泽好颜色。涂手足，去皮肤逆胪，坠痰，除面斑，止泄。除小儿惊热，安魂魄。止遗精白浊。解痘疗毒。”意思是珍珠具有安神定惊、明目消翳、解毒生肌、祛斑美白的作用。中国是历史上最早进行珍珠贝人工养殖的国家，在宋代就已经开始了珍珠贝的人工养殖。

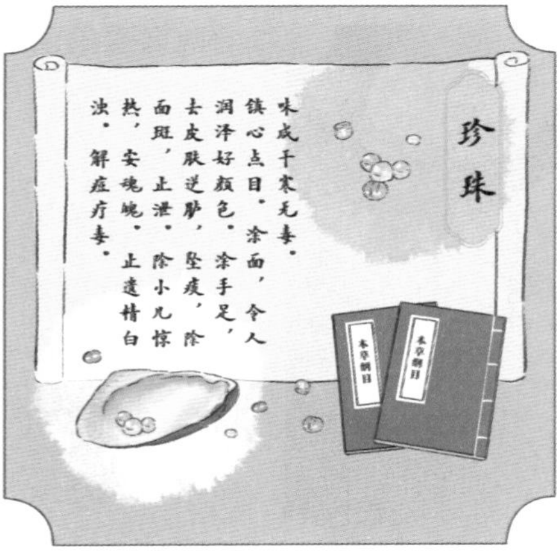


## 十三、篱上青桑待晚蚕

乡村四月

宋·翁卷

绿遍山原白满川，子规声里雨如烟。
乡村四月闲人少，才了蚕桑又插田。

这首诗描写了一幅江南农村初夏时节的田野风光和农忙场景：原野草木葱郁，稻田里天水交相辉映，杜鹃在蒙蒙的烟雨中啼叫。初夏农历四月到了，无暇偷闲的农人们刚刚结束了蚕桑的事又要准备插秧了。

我国桑蚕业历史悠久，约在五千年前，我们的祖先就开始栽植桑树。殷商时期的甲骨文中已经有桑、蚕、丝、帛等文字，战国时期的出土文物上也有桑树的形象。《诗经》《尚书》《山海经》《淮南子》《史记》等典籍中都有对桑树的描述。《史记》记载："楚平王以其边邑钟离与吴边邑卑梁氏俱蚕，两女子争桑相攻，乃大怒，至于两国举兵相伐。"讲的是吴楚两国的两名采桑女因争夺桑叶发生争斗，结果引发了两个国家兵戎相见，由此可见，古代社会栽桑养蚕在传统农业中具有重要地位。蚕桑是丝绸最主要的来源，《孟子》记载："五亩之宅，树之以桑，五十者可以衣帛矣。"意思是五亩大的宅院，种上桑树，等到五十岁的时候就可以穿丝织品了。随着横贯欧亚大陆的南北丝绸之路，通往日本、朝鲜的海上丝绸之路的兴起，蚕桑业承载了政治、经济、外交、文化等重要的使命。

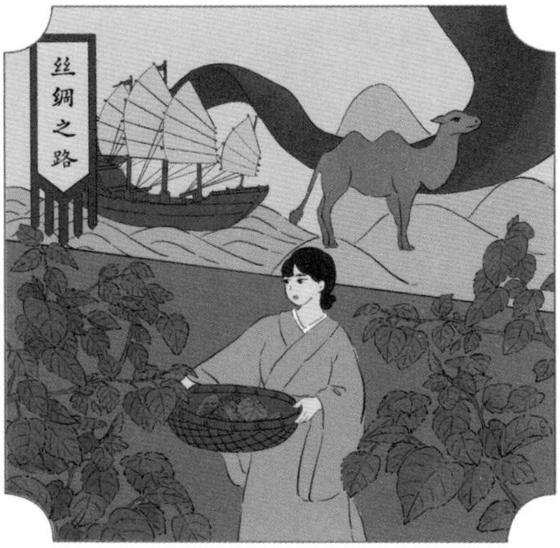


桑树不仅可以养蚕取丝，桑树的实用价值也非常高：桑木可制器具，桑树皮可作为造纸原料，桑葚可供食用、酿酒。《本草纲目》记载，桑葚是可以救急救荒的食物："史言魏武帝军乏食，得干椹以济饥。金末大荒，民皆食椹，获活者不可胜计。则椹之干湿皆可救荒，平时不可不收集也。"元代郭居敬《二十四孝》中记载了一个桑葚救饥荒的故事：汉代蔡顺，少年丧父，事母甚孝。当时正值兵乱和饥荒，只得每日拾桑葚充饥。一天路遇王莽赤眉军，得知其特意将熟透的桑葚和青涩的桑葚各自装在两个篮子中，分别给母亲和自己食用时，赤眉军怜其孝心，送给他两斗白米，一只牛蹄，让他带回去侍奉他的母亲，以示敬意。后人还有诗称赞蔡顺："黑椹奉萱帏，啼饥泪满衣。赤眉知孝顺，牛米赠君归。"

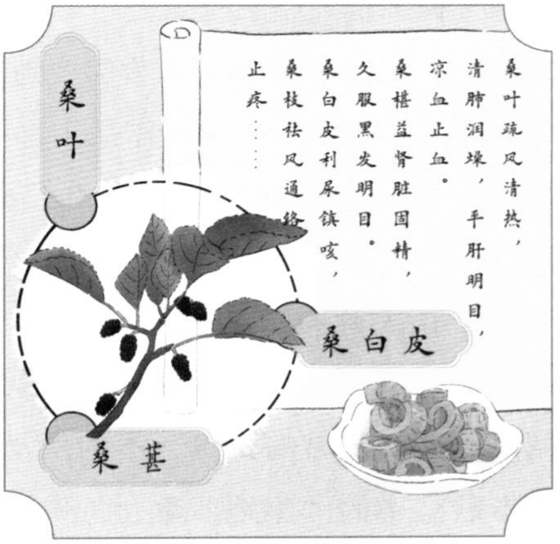


此外，桑树的叶、皮、枝、果、根均可以作为药材。桑叶就是一味重要的中药，尤其是经霜打之后的桑叶，药力更佳，具有疏风清热、清肺润燥、平肝明目、凉血止血等功效。《本草纲目》载有桑叶外洗治青盲法："昔武胜将军宋中孚患此（即青光眼）二十年，用此法，二年目明如故。屡有效验。"方法是"新采青桑叶阴干，烧存性，于瓷器内水煎，倾出药液澄清，温热洗目。每日一次"。桑叶还具有显著清热解毒的作用，以及治疗夜间出汗之功效。宋代《夷坚志》记载了一个单用桑叶治疗严山寺游僧盗汗病的故事。桑葚也是一味药食同源的中药，《本草经疏》记载："桑椹者，桑之精华所结也。"《滇南本草》云："桑椹益肾脏而固精，久服黑发明目。"此外，桑树的根皮是中药桑白皮，可利尿镇咳；桑树的嫩枝为中药桑枝，具有祛风通络、止痛的功效。

也许正是因为桑树的用途大，因此桑树在古人的心中是神圣的，古代的许多重要仪礼都在桑林中举行。《战国策》中记载："昔者尧见舜于草茅之中，席陇亩而阴庇桑，阴移而授天下传。"讲的就是尧在桑树下把天下禅让给了舜。晋代《神仙传》中记载仙女麻姑"已见东海三为桑田"，即仙人麻姑三次看见东海变成桑田，后来就用"沧海桑田"这个成语比喻世事变迁，人生无常。《礼记·射义》记载："男子生，桑弧蓬矢六，以射天地四方。"意思是男孩出生后，用桑木做的弓和蓬梗做箭，射向天地四方，象征孩子长大后有四方之志，后来就用"桑弧蓬矢"指男子的远大志向。《桃花源记》描绘的世外桃源中也有"良田美池桑竹之属"。因为古人常常在住宅旁栽种桑树和梓树，后世就把"桑梓"作为家乡的代称，故有"桑梓之地，父母之邦"之说。赞扬某人为家乡造福，也往往用"功在桑梓"。

神圣的桑树在历代文学作品中都有其浓墨重彩的身影，《诗经》中收录了许多以桑为题材的诗篇，如"十亩之间兮，桑者闲闲兮，行与子还兮。十亩之外兮，桑者泄泄兮，行与子逝兮"（《魏风·十亩之间》）呈现了一幅采桑女在大片桑林中愉快劳动的情景，"罗敷喜蚕桑，采桑城南隅"（《陌上桑》）讲述了一位美丽、聪慧、坚贞的采桑女罗敷，在采桑路上遇到高高在上的使君的挑逗，不为所动，机智拒绝的故事，李白的《子夜吴歌·春歌》中的"秦地罗敷女，采桑绿水边……蚕饥妾欲去，五马莫留连"也赞颂了罗敷不为富贵动心的高尚品质。

很多田园诗人也喜用桑表意。陶渊明的"狗吠深巷中，鸡鸣桑树颠"，孟浩然的"开轩面场圃，把酒话桑麻"，范成大的"桑下春蔬绿满畦，菘心青嫩芥苔肥""童孙未解供耕织，也傍桑阴学种瓜"，辛弃疾的"陌上柔桑破嫩芽，东邻蚕种已生些"等诗句中，都有对桑树的描写。此外，"桑榆"也有日暮、尾声、结果以及人之暮年之意。《后汉书》有"失之东隅，收之桑榆"的说法，指在起先有所失，而终有所得。后也用桑榆比喻人的晚年，王勃在《滕王阁序》中用"东隅已逝，桑榆非晚"来表达自己抱负未展和怀才不遇的愤懑心情。刘禹锡的"莫道桑榆晚，为霞尚满天"（《酬乐天咏老见示》）意思是说，日落时光照桑榆树端，虽已近傍晚，但霞光余晖照样可以映红满天，表达了诗人即便已经步入晚年，却仍然可以发挥余热，绽放出美好光辉的志愿。

## 十四、性防积冷定须姜

次刘秀野蔬食十三诗韵·其四·子姜

宋·朱熹

姜云能损心，此谤谁与雪。

请论去秽功，神明看朝彻。

说到生姜，大家都非常熟悉。炒菜经常会用到葱姜，熬鱼炖鸡做肉馅也会放一点姜去腥矫味，吃螃蟹会用生姜拌米醋解蟹毒，着凉受寒后会煮一碗姜汤驱寒。民间有谚语“夏天一日三片姜，不劳医生开药方”“早吃三片姜，赛过喝参汤”，可见生姜的药用保健功效早已深入人心。但是有人认为生姜辛辣，会损耗心气，南宋理学家朱熹便特意针对这一言论作了上面这首诗，大意是：对姜有害于心的诽谤，谁能为之洗白冤屈呢？它去污秽浊气，振奋阳气，通爽精神，是多么功高无量！

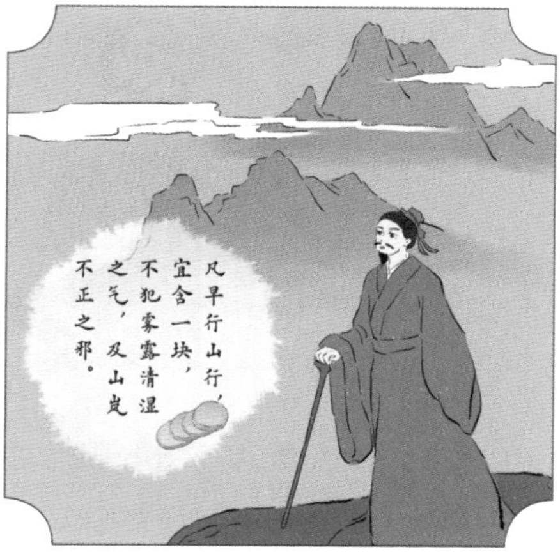


李时珍在《本草纲目》中尤其赞赏生姜的多种用途：“姜辛而不荤，去邪辟恶，生啖熟食，醋酱糟盐，蜜煎调和，无不宜之。可蔬可和，可果可药，其利博矣。”他认为姜是药食两用之品，并建议“凡早行山行，宜含一块，不犯雾露清湿之气及山岚不正之邪”，意思是姜能够促进阳气生发，抵御寒邪，早起赶路或者登山跋涉时要在口中含一块姜，这样就不会被清晨或山岚的寒湿之气侵犯。明代地理学家、旅行家、文学家徐霞客每日长途奔波，跋山涉水，风餐露宿，因此他每天早上都会咀嚼一块姜，以抵御荒郊野岭的寒湿之气。如感受风寒，他就“饮姜汤一大碗，重被袭衣覆之；汗大注，久之乃起，觉开爽矣”。

早在周朝时期，我国就开始人工栽培姜。东汉许慎《说文解字》中说，姜本写作“畺”，为“御湿之菜”；北宋王安石的《字说》中也写道：“姜能畺（强）御百邪，故谓之姜。”意思是姜就像御疆的大将一样守护我们的身体，防止寒湿入侵。

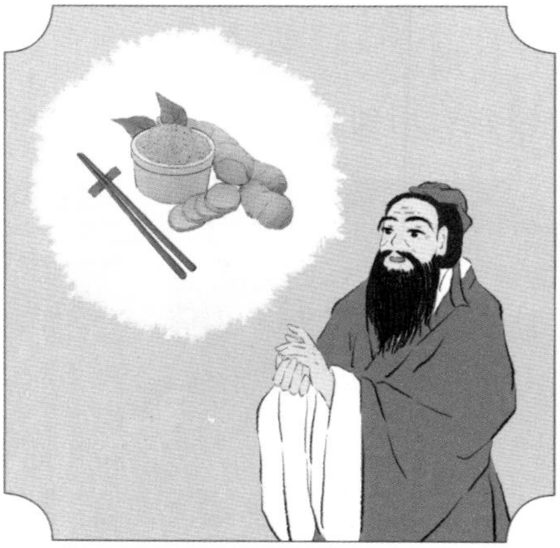

《论语·乡党》中记载孔子“不撤姜食”，几乎每顿饭都离不开姜，孔子所处的春秋时期，人们的平均寿命只有三四十岁，而他七十一岁时还在传道授业，说明身体非常硬朗。孔子直到七十三岁才去世，这与他的饮食习惯有很大关系。南宋理学大师朱熹在《论语集注》中解释孔子的这一饮食习惯时说：“姜能通神明，去秽恶，故不撤。”朱熹认为姜辛通，能去秽恶鱼肉等腥恶之气，更能去除治病的污秽邪气，具有解毒的功效，因此孔子每日必服姜。

关于姜的保健养生功效，还有很多名人趣闻，大文豪苏轼在诗中就多次提到姜，如“先社姜芽肥胜肉”“故人兼致白芽姜”，他在《苏学士方》《苏沈良方》等著作里，均有对生姜养生功效的介绍。《东坡杂记》记录苏东坡任杭州太守时，一次在钱塘净慈寺游玩，见主持年过八十，“颜台渥丹，目光炯然”，即面色红润、精神矍铄、双目有神。苏轼感到十分惊奇，老和尚“自言服生姜四十年，故不老”，由此可见生姜具有养生抗衰的功效。

而大家所熟知的“冬吃萝卜夏吃姜”又是什么原因呢？为什么寒冷的冬天要吃消积滞的萝卜，而炎热的夏天要吃辛辣的生姜呢？其实是因为人体跟大自然的规律是一样的，夏天人体的阳气就像自然界的阳气一样在身体的表面，而体内就会阳气虚少，而夏天人们又贪凉饮冷，很容易造成体内阴寒重，因此这时需要吃一些生姜来补充阳气；而冬天人体阳气又像大自然一样回到了体内，就需要吃一些萝卜，消除体内积滞的阳气，不会让阳气变得过度集中，而出现一些热毒之类的疾病。

此外，姜还有一个重要的作用，即解毒，唐代《本草拾遗》谓“（生姜）汁，解药毒”；元代植物学著作《日用本草》谓姜可“解菌蕈诸物毒”；金代张元素在《医学启源》中写姜“温中去湿。制厚朴、半夏毒”。以上古籍都提到了姜具有解毒的功效，可以治疗鱼蟹、菌类等食物中毒引起的腹痛吐泻，还可以制约药物的毒性，如生厚朴、生半夏有毒，就可以用姜汁炮制成姜厚朴、姜半夏。宋代志怪小说集《夷坚志》里就有一个关于生姜救治半夏中毒者的故事：有一次，宋明帝喉中长了一个疔疮，疼痛难忍，众医束手无策，请来当时的名医徐文伯医治，徐文伯问了宋明帝近期的饮食生活情况后，让皇帝每日含漱生姜汁，徐徐咽下，不足七日，喉疮果然消失了。原来皇帝之前嗜食竹鸡（一种生活在江南丛林的禽鸟），而竹鸡喜欢啄食半夏，因此竹鸡体内有半夏之毒，皇帝的喉疮正是半夏中毒的表现，服用生姜则可以解半夏之毒。

深谙食药之性的曹雪芹在《红楼梦》“林潇湘魁夺菊花诗，薛蘅芜讽和螃蟹咏”这一回中，以薛宝钗之笔写下“酒未敌腥还用菊，性防积冷定须姜”的诗句，说的是吃螃蟹时，要防止螃蟹“性寒积冷”，必须加些生姜以祛除寒性。

姜具有保健、治病、防衰和解毒等如此多的功效，自古以来用姜制作的糖姜、姜茶、姜酒、蜜饯姜、姜粥等各种小吃数不胜数。曹雪芹在《红楼梦》第五十二回中描写天阴欲雪之时，为了防止体弱的宝玉受寒，丫鬟麝月“捧过一小碟法制紫姜来，宝玉噙了一块”。这“法制紫姜”就是以嫩姜为原料腌制而成的小吃。因此，大家不妨在日常生活中多多尝试一下神奇的姜吧！

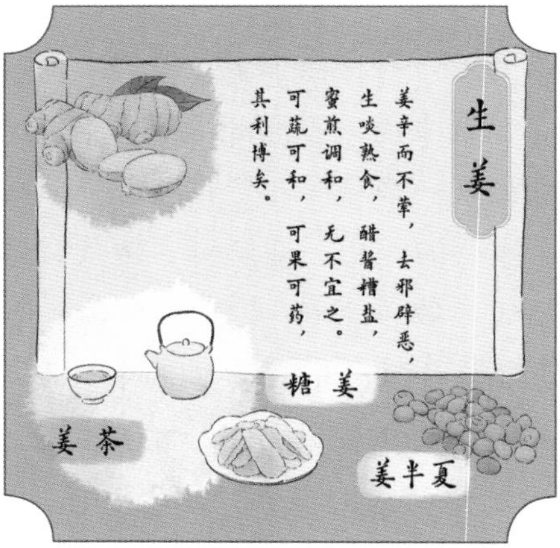
生姜
姜辛而不荤，去邪辟恶，
生啖熟食，醋酱糟盐，
蜜煎调和，无不宜之。
可蔬可和，可果可药，
其利博矣。
糖姜
姜茶
姜半夏

## 十五、沉木紫苏闻第一

本草诗（节选）

清·赵瑾叔

舒畅无知是紫苏，制将葅食伴瓜瓠。

叶能达表温中气，子可消痰定喘吁。

紫苏，植株呈紫色，服用后使人舒畅，“舒”与“苏”读音相近，故命名为紫苏。李时珍《本草纲目》解释说：“苏从酥，音酥，舒畅也。苏性舒畅，行气和血，故谓之苏。”上面这首诗第一句讲的就是紫苏令人舒气和畅，常可制作成腌菜伴着瓜果蔬菜吃。第二句讲紫苏具有药用功效，紫苏叶能够温散脾胃寒气，紫苏子具有化痰定喘的功效。

紫苏在我国已有两千多年的种植历史。紫苏有很多品种，有整个叶片都是紫色的，也有叶片全绿的（称为“白苏”），还有叶片一面为绿色、一面为紫色的紫苏。在长沙马王堆汉墓的出土竹简中，就有关于食用紫苏的记载。《尔雅翼》中也有关于紫苏粥的记录：“取子研汁煮粥良，长服令人肥白身香。”宋代诗人逸民在《江城子》一词中也介绍了紫苏粥：“新米粥，紫苏汤。如今且说世平康。”宋代诗人章甫《紫苏》一诗中，用“紫苏品之中，功具神农述。为汤益广庭，调度宜同橘”寥寥数语写出了紫苏药食两用的功效。《农政全书》里介绍紫苏“叶炸食，煮饮亦可。子研汁，煮粥食之皆好”。李时珍也用文字记载“紫苏嫩时采叶，和蔬茹之或盐及梅卤作葅食甚香，夏月作熟汤饮之”，即鲜嫩的紫苏叶可以搭配其他蔬菜烹饪，或盐渍、或酸梅卤渍后作佐菜等，都非常可口，夏天适合将紫苏熬汤饮用。

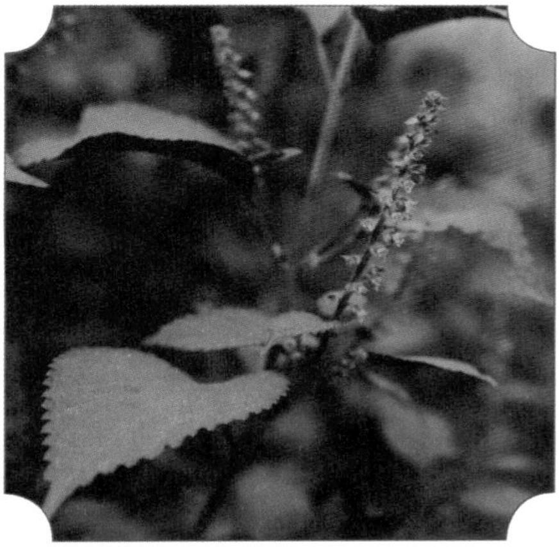

说起将紫苏熬汤作热饮，就要说起古代植物学著作《广群芳谱》中的记载：宋仁宗曾命翰林院制定暑日的汤饮“以紫苏熟水为第一”，元代诗人吴莱也由此写下了“向来暑殿评汤物，沉木紫苏闻第一”之诗句。古书上强调，紫苏饮在夏季要“热饮”，这是有中医理论依据的。夏季人们容易进食很多冰镇凉饮和生冷瓜果，容易引起胃肠受寒、脾阳不足，而一碗热热的、辛香散寒的紫

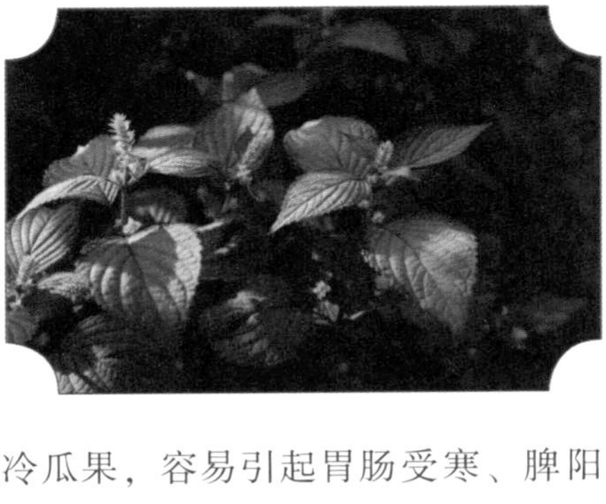

苏汤饮正好可以让冰冷的肠胃暖过来。所以，若在冬日外出，天气过于严寒时，或夏日室内空调过冷时，可以泡一碗紫苏茶，发散寒气。日常用来散寒化湿的藿香正气水中就含有紫苏。

紫苏最常用于鱼类等海鲜的烹饪和进食搭配。清代医学家张志聪撰写的《本草崇原》记载紫苏可以“去邪毒，辟恶气”；南宋嘉定年间的文人陈耆卿编纂的地方志《赤城志》里记录，台州居民煮鱼时必定加入紫苏；汉代辞赋家枚乘的《七发》描写“鲜鲤之鱠，秋黄之苏”，即秋天用紫苏包裹新鲜鲤鱼食用，是绝味搭配；元代养生家贾铭所著的《饮食须知》也记载“食蟹中毒，可服紫苏汁”；明代农学著作《农政全书》中也记载紫苏“与鱼作羹，味佳”。紫苏除用于鱼类切脍生食的烹饪，还具有防腐作用。南方梅雨时节，天气闷热潮湿，人们在制作酱油、酱菜时，会在容器里放入适量的鲜紫苏叶，不仅能防腐保质，还能增添营养和风味。

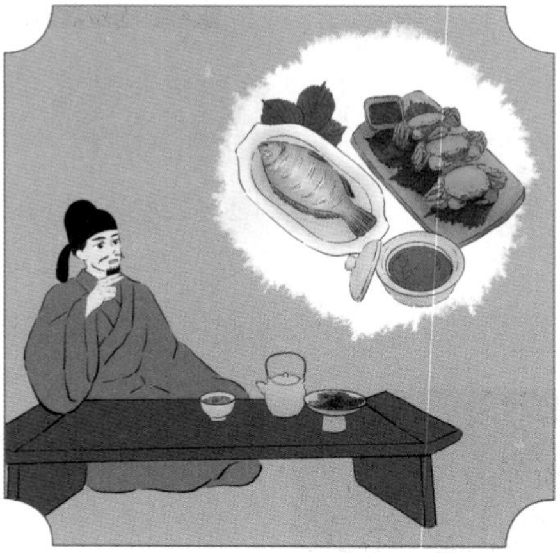

紫苏的叶、梗、种子、根均可入药。《本草纲目》记载，紫苏有“下气，除寒中，其子尤良。除寒热，治一切冷气。补中益气，治心腹胀满，止霍乱转筋，开胃下食，止脚气，通大小肠。通心经，益脾胃，煮饮尤胜，与橘皮相宜。解饥发表，散风寒，行气宽中，消痰利肺，和血温中止痛，

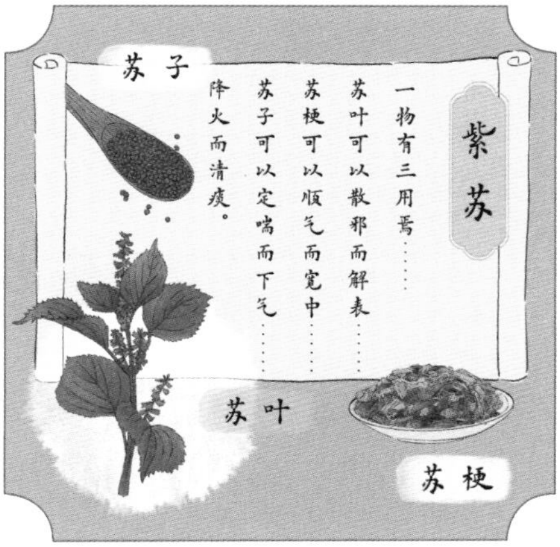


定喘安胎，解鱼蟹毒，治蛇犬伤。以叶生食作羹，杀一切鱼肉毒”等多种功效，《本草汇言》记载紫苏“一物有三用焉……苏叶可以散邪而解表……苏梗可以顺气而宽中……苏子可以定喘而下气……降火而清痰。”紫苏被誉为“平民良药”。

值得一提的是，紫苏不仅能治疗身体上的不适，还能缓解紧张的情绪，有助于改善失眠。例如，中医临床上治疗抑郁症、神经官能症等精神类症状的半夏厚朴汤就含有紫苏。此外，紫苏和百合配伍的百合苏叶汤也是治疗焦虑失眠的良方，清初医家张志聪在其医著《侣山堂类辨》里这样描述紫苏：“庭前植百合、紫苏数茎，见百合花昼开夜合，紫苏叶朝挺暮垂，因悟草木之性，感天地阴阳之气而为开阖也；如春生夏长，秋成冬殒，四时之开阖也；昼开夜合，朝出暮入，一日之开阖也。”意思是百合和紫苏在白天和夜晚会呈现不同的状态，白天舒展开放，夜晚收敛含蓄，这跟人体的阴阳运行规律一致。中医认为，人体是一个有机的整体，人体与自然界万物的规律都是息息相关的，所以，根据人体和植物的类同之处来治疗疾病，可谓是中医的特色和独到之处。现代大量基础和临床研究也证实，紫苏具有肯定的抗抑郁效果。

近些年来，紫苏因其特有的药效物质及营养成分，已经成为一种经济价值很高的多用途植物，包括苏子油、紫苏美容化妆品、苏叶茶、食品等多种衍生产品都得到了大力推广。我们不妨在家中庭院或阳台上种植几盆紫苏，烹调海鲜时可以随手摘取几片紫苏叶，不仅可以去腥，还能使菜肴味道更加醇厚清香，无论是烹饪海鲜、熬汤、泡茶、做菜、蒸饼，都让人唇齿留香，沁人心脾。

# 参考文献

［1］徐文兵，梁冬. 黄帝内经家用说明书［M］. 南京：江苏人民出版社，2009.

［2］史贤龙. 与老子一起思考［M］. 北京：北京燕山出版社，2018.

［3］李振宏. 四库群经名言名典［M］. 沈阳：沈阳出版社，2006.

［4］李长福，李慧雁. 孙思邈养生全书［M］. 北京：社会科学文献出版社，2003.

［5］刘方成. 学国学，用国学［M］. 北京：同心出版社，2013.

［6］姚品荣. 养生古训录［M］. 北京：人民体育出版社，1988.

［7］马松源. 中国古典名著百部［M］. 处世经典卷. 北京：线装书局，2012.

［8］吴灿. 成语哲理释论汇编［M］. 济南：山东文艺出版社，2006.

［9］段逸山，王庆其. 中医名言通解［M］. 长沙：湖南科学技术出版社，2018.

［10］李时人. 古训新编［M］. 上海：上海科技教育出版社，1995.

［11］马清江. 新编国学读本 中级本［M］. 北京：人民出版社，2008.

［12］顾承甫，刘精诚. 群英荟萃［M］. 上海：上海文艺出版社，2004.

［13］杨艳，邱胜，陈彬. 中华谚语大词典［M］. 北京：中国大百科全书出版社，2007.

［14］沈文祖. 廉石千秋 苏州清官廉吏史话［M］. 苏州：苏州大学出版社，2010.

［15］陈之泉. 儒学墨韵［M］. 广州：中山大学出版社，2011.

［16］李索. 左传正宗［M］. 北京：华夏出版社，2011.

［17］白坤. 墨子荀子韩非子选读［M］. 上海：上海财经大学出版社，2018.

［18］朱熹，吕祖谦. 近思录全鉴［M］. 北京：中国纺织出版社，2020.

［19］（春秋）孔丘，著. 论语［M］. 杨伯峻，杨逢彬，注译. 杨柳岸，导读. 长沙：岳麓书社，2000.

［20］王朝艳，杨昌洪，常超英. 中华传统文化经典诵读［M］. 成都：电子科技大学出版社，2019.

［21］曾微隐，陆雨. 人伦交际座右铭［M］. 长春：吉林人民出版社，2012.

［22］许嘉璐. 大戴礼记［M］. 方向东，译注. 南京：江苏人民出版社，2019.

［23］（战国）孟轲，著. 孟子［M］. 杨伯峻，杨逢彬，注译. 长沙：岳麓书社，2000.

［24］伍春福. 廉言警语解读［M］. 北京：知识出版社，2003.